Clínica Integrada em Odontologia

Nota: A medicina é uma ciência em constante evolução. À medida que novas pesquisas e a experiência clínica ampliam o nosso conhecimento, são necessárias modificações no tratamento e na farmacoterapia. Os coautores desta obra consultaram as fontes consideradas confiáveis, em um esforço para oferecer informações completas e, geralmente, de acordo com os padrões aceitos à época da publicação. Entretanto, tendo em vista a possibilidade de falha humana ou de alterações nas ciências médicas, os leitores devem confirmar estas informações com outras fontes. Por exemplo, e em particular, os leitores são aconselhados a conferir a bula de qualquer medicamento que pretendam administrar, para se certificar de que a informação contida neste livro está correta e de que não houve alteração na dose recomendada nem nas contraindicações para o seu uso. Esta recomendação é particularmente importante em relação a medicamentos novos ou raramente usados.

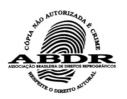

C641 Clínica integrada em odontologia / organizadores, Léo Kriger, Samuel Jorge Moysés, Simone Tetu Moysés ; coordenadora, Maria Celeste Morita ; autor, Rodney Garcia Rocha. – São Paulo : Artes Médicas, 2013.
128 p. : il. color. ; 28 cm. – (ABENO : Odontologia Essencial : clínica)

ISBN 978-85-367-0183-7

1. Odontologia. 2. Clínica integrada. I. Kriger, Léo. II. Moysés, Samuel Jorge. III. Moysés, Simone Tetu. IV. Morita, Maria Celeste. V. Rocha, Rodney Garcia.

CDU 616.314

Catalogação na publicação: Ana Paula M. Magnus – CRB 10/2052

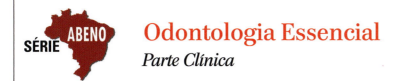

Odontologia Essencial
Parte Clínica

organizadores da série
Léo Kriger
Samuel Jorge Moysés
Simone Tetu Moysés

coordenadora da série
Maria Celeste Morita

Clínica Integrada em Odontologia

2013

Rodney Garcia Rocha

© Editora Artes Médicas Ltda., 2013

Diretor editorial: *Milton Hecht*
Gerente editorial: *Letícia Bispo de Lima*

Colaboraram nesta edição
Editora: *Caroline Vieira*
Assistente editorial: *Carina de Lima Carvalho*
Capa e projeto gráfico: *Paola Manica*
Processamento pedagógico e preparação de originais: *Madi Pacheco*
Leitura final: *Laura Ávila de Souza*
Ilustrações: *Vagner Coelho*
Editoração: *Acqua Estúdio Gráfico*

Reservados todos os direitos de publicação à
EDITORA ARTES MÉDICAS LTDA., uma empresa do GRUPO A EDUCAÇÃO S.A.

Editora Artes Médicas Ltda.
Rua Dr. Cesário Mota Jr., 63 – Vila Buarque
CEP 01221-020 – São Paulo – SP
Tel.: 11.3221.9033 – Fax: 11.3223.6635

É proibida a duplicação ou reprodução deste volume, no todo ou em parte,
sob quaisquer formas ou por quaisquer meios (eletrônico, mecânico, gravação,
fotocópia, distribuição na Web e outros), sem permissão expressa da Editora.

Unidade São Paulo
Av. Embaixador Macedo Soares, 10.735 – Pavilhão 5 – Cond. Espace Center
Vila Anastácio – 05095-035 – São Paulo – SP
Fone: (11) 3665-1100 Fax: (11) 3667-1333

SAC 0800 703-3444 – www.grupoa.com.br

IMPRESSO NO BRASIL
PRINTED IN BRAZIL

Autores

Rodney Garcia Rocha   Cirurgião-dentista. Professor titular da disciplina de Clínica Integrada do Departamento de Estomatologia da Faculdade de Odontologia da Universidade de São Paulo (FOUSP). Diretor da FOUSP. Doutor em Clínica Odontológica pela USP.

Carina Domaneschi   Cirurgiã-dentista. Professora doutora da disciplina de Clínica Integrada e do Setor de Urgência Odontológica do Departamento de Estomatologia da FOUSP. Coordenadora do Programa de Atualização em Urgência Odontológica da FOUSP. Doutora em Diagnóstico Bucal pela FOUSP.

Carlos Alberto Adde   Cirurgião-dentista. Professor associado do Departamento de Estomatologia da FOUSP.

Flávio Eduardo Guillin Perez   Cirurgião-dentista. Professor doutor do Departamento de Estomatologia da FOUSP. Doutor em Clínica Integrada pela FOUSP.

Inês A. Buscariolo   Cirurgiã-dentista. Professora doutora da disciplina de Clínica Integrada do Setor de Urgência Odontológica do Departamento de Estomatologia da FOUSP. Mestre em Ciências Biológicas: Farmacologia pelo Instituto de Ciências Biológicas da USP. Doutora em Clínica Integrada pela FOUSP.

Isabel de Freitas Peixoto   Cirurgiã-dentista. Professora associada da disciplina de Clínica Integrada e do Setor de Urgência Odontológica do Departamento de Estomatologia da FOUSP. Especialista em Endodondia pela Fundecto. Doutora em Clínica Odontológica pela FOUSP.

José Leonardo Simone   Cirurgião-dentista. Professor associado da disciplina de Clínica Integrada do Departamento de Estomatologia da FOUSP.

Marcelo Munhóes Romano   Cirurgião-dentista. Professor doutor da disciplina de Clínica Integrada da FOUSP. Professor doutor da disciplina de Estomatologia da FOUSP. Doutor em Clínica Integrada pela FOUSP.

Maria Aparecida Borsatti   Cirurgiã-dentista. Professora associada da disciplina de Clínica Integrada e do Setor de Urgência Odontológica do Departamento de Estomatologia da FOUSP. Especialista em Prótese. Doutora em Clínica Odontológica pela FOUSP.

Mario Sérgio Soares   Cirurgião-dentista. Professor associado da disciplina de Clínica Integrada do Departamento de Estomatologia da FOUSP. Professor da disciplina de Implantodontia da FOUSP.

Sibele Sarti Penha   Cirurgiã-dentista. Professora doutora da disciplina de Clínica Integrada e do Setor de Urgência Odontológica do Departamento de Estomatologia da FOUSP. Mestre em Diagnóstico Bucal pela FOUSP. Doutora em Clínica Integrada pela FOUSP.

Waldyr Antônio Jorge   Cirurgião-dentista. Professor titular da disciplina de Clínica Integrada do Departamento de Estomatologia da FOUSP. Professor responsável pela disciplina de Odontologia Hospitalar do Departamento de Estomatologia da FOUSP.

Organizadores da Série Abeno

Léo Kriger   Professor de Saúde Coletiva da Pontifícia Universidade Católica do Paraná (PUCPR). Mestre em Odontologia em Saúde Coletiva pela Universidade Federal do Rio Grande do Sul (UFRGS).

Samuel Jorge Moysés   Professor titular da Escola de Saúde e Biociências da PUCPR. Professor adjunto do Departamento de Saúde Comunitária da Universidade Federal do Paraná (UFPR). Coordenador do Comitê de Ética em Pesquisa da Secretaria Municipal da Saúde de Curitiba, PR. Doutor em Epidemiologia e Saúde Pública pela Universidade de Londres.

Simone Tetu Moysés   Professora titular da PUCPR. Coordenadora da área de Saúde Coletiva (mestrado e doutorado) do Programa de Pós-graduação em Odontologia da PUCPR. Doutora em Epidemiologia e Saúde Pública pela Universidade de Londres.

Coordenadora da Série Abeno

Maria Celeste Morita   Presidente da Abeno. Professora associada da Universidade Estadual de Londrina (UEL). Doutora em Saúde Pública pela Universidade de Paris VI, França.

Conselho editorial da Série Abeno Odontologia Essencial

Maria Celeste Morita, Léo Kriger, Samuel Jorge Moysés, Simone Tetu Moysés, José Ranali, Adair Luiz Stefanello Busato

Agradecimentos

A realização deste livro da Série Abeno contou com o esforço e o auxílio de todos os professores da disciplina de Clínica Integrada do Departamento de Estomatologia da Faculdade de Odontologia da USP (FOUSP), profissionais a quem faço um agradecimento especial. Ele reflete a ampla experiência adquirida ao longo dos anos dedicados ao ensino da odontologia.

Cabe também agradecer a oportunidade de participar dessa Série à professora doutora Maria Celeste Morita, presidente da Abeno, e aos professores doutores Léo Kriger, Samuel Jorge Moysés e Simone Tetu Moysés – organizadores desta coletânea que, com certeza, contribuirá de modo significativo para a formação de profissionais da odontologia.

Agradeço ainda à Editora Artes Médicas, que sempre, e de forma pioneira, participa dos avanços no ensino da odontologia no Brasil.

Rodney Garcia Rocha

Prefácio

A disciplina de Clínica Integrada da Faculdade de Odontologia da Universidade de São Paulo (FOUSP), antigamente denominada policlínica, vem desde 1973 sendo reorganizada, para que possa efetivamente refletir sua importância no currículo odontológico.

Os anos dedicados, prazerosa e orgulhosamente, à FOUSP nos permitiram implantar nossa sistemática de trabalho, que alcança também várias outras unidades de ensino odontológico no Brasil: neste livro, fazemos uma síntese de tais experiências.

O primeiro capítulo discorre sobre o aprimoramento de todos os recursos terapêuticos da odontologia, de forma a estabelecer a capacidade de diagnosticar, prognosticar e executar adequadamente os procedimentos de prevenção e de reabilitação. Para tanto, procurou-se estabelecer a ordem de preferência da terapêutica com a seleção de um plano de tratamento global adequado às condições socioeconômicas do paciente. Os planos de tratamentos integrados são abordados com o foco em três fases: fase I – do exame clínico e do preparo bucal; fase II – da reabilitação propriamente dita; e fase III – da manutenção. Essas informações são acompanhadas de um guia para elaboração de planos de tratamentos clínicos e de um caso clínico.

O segundo capítulo trata da utilização clínica de medicamentos, discorrendo sobre seus grupos e as várias formas de prescrevê-los em odontologia.

Por fim, o terceiro capítulo apresenta as principais situações de urgência em odontologia, reunindo informações acerca do diagnóstico e dos tratamentos indicados.

Esperamos, com isso, orientar o estudo dessa importante disciplina, fornecendo subsídios para que o estudante chegue à clínica com uma visão que integra desde o diagnóstico até a execução completa do plano de trabalho.

Rodney Garcia Rocha

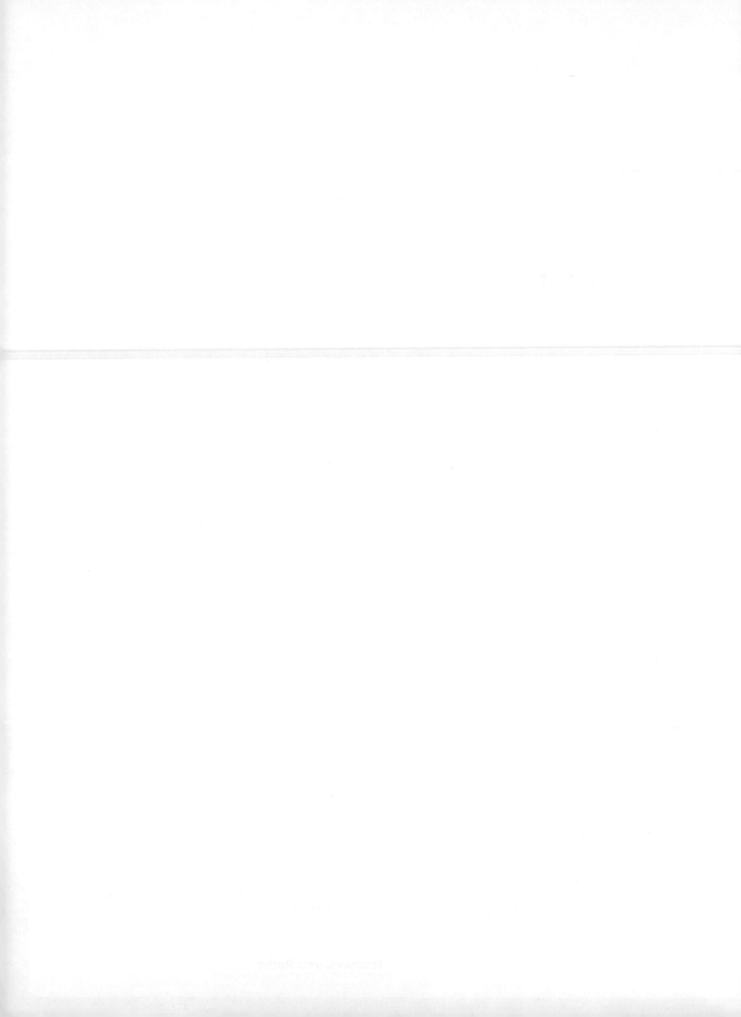

Sumário

1 | Planejamento odontológico integrado   *15*
Rodney Garcia Rocha, Waldyr Antônio Jorge, Mario Sérgio Soares, José Leonardo Simone,
Carlos Alberto Adde, Flávio Eduardo Guillin Perez, Marcelo Munhóes Romano

2 | Aplicação clínica de medicamentos em odontologia   *59*
Rodney Garcia Rocha, Waldyr Antônio Jorge, Mario Sérgio Soares, José Leonardo Simone,
Carlos Alberto Adde, Flávio Eduardo Guillin Perez, Marcelo Munhóes Romano

3 | Urgências em odontologia   *83*
Maria Aparecida Borsatti, Isabel de Freitas Peixoto, Sibele Sarti Penha,
Inês A. Buscariolo, Carina Domaneschi

Referências   *123*

Recursos pedagógicos que facilitam a leitura e o aprendizado!

OBJETIVOS DE APRENDIZAGEM	Informam a que o estudante deve estar apto após a leitura do capítulo.
CONCEITO	Define um termo ou expressão constante do texto.
LEMBRETE	Destaca uma curiosidade ou informação importante sobre o assunto tratado.
PARA PENSAR	Propõe uma reflexão a partir de informação destacada do texto.
SAIBA MAIS	Acrescenta informação ou referência ao assunto abordado, levando o estudante a ir além em seus estudos.
ATENÇÃO	Chama a atenção para informações, dicas e precauções que não podem passar despercebidas ao leitor.
RESUMINDO	Sintetiza os últimos assuntos vistos.
	Ícone que ressalta uma informação relevante no texto.
	Ícone que aponta elemento de perigo em conceito ou terapêutica abordada.
PALAVRAS REALÇADAS	Apresentam em destaque situações da prática clínica, tais como prevenção, posologia, tratamento, diagnóstico etc.

Planejamento odontológico integrado

1

RODNEY GARCIA ROCHA
WALDYR ANTÔNIO JORGE
MARIO SÉRGIO SOARES

JOSÉ LEONARDO SIMONE
CARLOS ALBERTO ADDE
FLÁVIO EDUARDO GUILLIN PEREZ
MARCELO MUNHÓES ROMANO

A disciplina de Clínica Integrada no curso de graduação em Odontologia da Faculdade de Odontologia da Universidade de São Paulo (FOUSP), criada em 1975 como uma extensão natural da então chamada Policlínica, visa desenvolver no estudante a capacidade de integrar o conhecimento obtido nas disciplinas anteriormente cursadas à prática clínica. Assim, as habilidades e as atitudes já adquiridas isoladamente deverão ser reunidas de forma lógica e ordenadas sequencialmente, com a finalidade de permitir a execução da maioria dos procedimentos clínicos odontológicos, proporcionando ao paciente prognóstico favorável e previsível.

Ministrada no último ano letivo do curso de graduação, a disciplina tem, entre suas metas fundamentais, a de fornecer ao estudante informações complementares às obtidas durante todo o curso de Odontologia, reciclando conhecimentos de forma que ele seja capaz de diagnosticar, planejar, executar e prognosticar adequadamente os procedimentos de reabilitação bucal, além de estabelecer no planejamento uma ordem de preferência da terapêutica e a seleção de um plano de tratamento global adequado às condições socioeconômicas da comunidade.

A integração dos conhecimentos de ciências básicas com a clínica odontológica e as disciplinas de aplicação permitirá o desenvolvimento das habilidades necessárias ao diagnóstico, ao planejamento, ao prognóstico e à execução de todos os procedimentos de reabilitação bucal.

OBJETIVOS DE APRENDIZAGEM

- Desenvolver e aperfeiçoar conhecimentos e técnicas para a obtenção de um diagnóstico multidiscipliinar e elaboração do plano de tratamento

EXAME CLÍNICO

PARA PENSAR

Somente tratamos o que de fato enxergamos, e somente enxergamos o que conhecemos.

O sucesso de um tratamento odontológico integrado relaciona-se diretamente com a realização de um perfeito exame do paciente, um diagnóstico preciso e um bom planejamento para estabelecer o plano de tratamento. A avaliação do paciente deverá ser cuidadosa, criteriosa e minuciosa. Essas características permitem desenvolver uma atitude de **curiosidade investigatória** que conduz ao bom diagnóstico.

Não podemos deixar de considerar o caráter profissionalizante do curso de Odontologia. Sob esse aspecto, conhecer a fisiopatologia das doenças que acometem nossos pacientes e são observadas durante a avaliação nos encaminha para opções de tratamento variadas. Em outras palavras, **somente tratamos o que de fato enxergamos**. Assim, revela-se a importância da busca pelo conhecimento continuado, pois é fato também que apenas enxergamos o que conhecemos.

Nesta etapa do atendimento do paciente, ou seja, na avaliação, encontra-se a maior importância do **clínico geral**. A amplitude desse processo será diretamente proporcional ao conhecimento adquirido pelo estudante. A especialização precoce, se não for bem conduzida, poderá diminuir a amplitude necessária para o atendimento inicial. Portanto, as dificuldades encontradas na investigação e as dúvidas sobre a interpretação de sinais e sintomas observados devem motivar o aprimoramento científico e clínico.

O exame do paciente não se limita à verificação de lesões da cavidade bucal. Tem início quando ele faz seu primeiro contato com o profissional, que deve observar também seu comportamento psíquico e locomotor. A **sistemática do exame clínico completo** consiste em quatro etapas distintas:

- anamnese;
- exame clínico;
- exames complementares;
- diagnóstico.

Em relação à **anamnese** ou história clínica, normalmente os dados são catalogados em documento próprio, que é um questionário aplicado de maneira indireta (prontuário clínico), em que o paciente responde a questões simples e ao alcance de sua compreensão (Anexo 1.1).

O questionário inclui o motivo pelo qual o paciente procurou o aluno (problemas álgicos, estética, função, prevenção, etc.), bem como detalhes da doença atual, tempo de instalação decorrido de seu início e possíveis doenças sistêmicas. Permite ainda uma avaliação geral do estado de saúde, dos antecedentes familiares, das causas de óbitos na família e dos problemas odontológicos com implicações nos descendentes, bem como dados sobre ocupação, hábitos, personalidade e sua possível relação com os problemas apresentados.

Após o exame atento das respostas do paciente contidas no prontuário clínico, uma anamnese, agora direta, deve ser conduzida com a finalidade de aprofundar o conhecimento sobre as patologias, preparando uma avaliação sistêmica mais consistente.

O **exame físico** inicia-se pelo exame clínico extraoral, momento em que se tenta obter dados sobre possíveis alterações dos tecidos moles e duros. Com tal finalidade, utilizam-se os procedimentos de palpação, percussão e auscultação.

LEMBRETE

Procedimentos de palpação, percussão e auscultação permitem identificar possíveis alterações dos tecidos moles e duros na fase inicial do exame clínico extraoral.

EXAME FÍSICO EXTRABUCAL

O exame clínico extrabucal é realizado com instrumental que facilita a inspeção, como:

- espelho;
- pinça;
- explorador e sonda milimetrada;
- papel de articulação;
- fio ou fita dental;
- rolos de algodão;
- gaze;
- solução evidenciadora.

A sequência do exame clínico pode ser aleatória, mas o estudante deve habituar-se a uma sequência e mantê-la em todos seus exames. Devem ser examinados os lábios e a mucosa bucal.

- **Lábios:** são avaliados primeiramente com a boca fechada e depois com a boca aberta, tracionando-os para verificar textura, elasticidade, transparência da mucosa, inserção de freios, etc.
- **Mucosa bucal:** formada por fundo de sulco, mucosa alveolar, rebordo alveolar, mucosa jugal, língua, soalho bucal, palato duro e mole. Deve ser inspecionada e palpada com muita atenção, principalmente em áreas edêntulas e de interesse protético.

EXAME INTRABUCAL

PERIODONTO DE PROTEÇÃO (cor, textura e contorno)

Para o estabelecimento do diagnóstico de doença periodontal, é necessário avaliar manifestações clínicas no periodonto, valendo-se, além dos instrumentos comuns ao exame clínico, de uma sonda periodontal específica (plástica ou metálica) que possua em sua extremidade uma esfera de 0,5 mm e possibilite maior sensibilidade tátil, facilitando a determinação apical da bolsa, com trauma mínimo.

Deve-se proceder, pelo menos, ao levantamento do registro periodontal simplificado e do índice de placa.

Para o cálculo do risco de patologia periodontal com registro periodontal simplificado (PSR), inicialmente, as arcadas superior e inferior do paciente devem ser divididas em sextantes, e cada sextante recebe um código. O sextante anterior se estende de caninos a caninos, enquanto os sextantes posteriores incluem pré-molares e molares. Os exames devem ser realizados com a ponta da sonda dentro do sulco gengival, percorrendo o colo do dente. A área mais comprometida deve ser registrada, e os sextantes edêntulos devem ser marcados com um X, sendo utilizados os códigos apresentados no Quadro 1.1.

QUADRO 1.1 – CÓDIGOS USADOS NO ESTABELECIMENTO DO PSR

Código 1	A porção colorida da sonda está totalmente visível, mas há sangramento após sondagem, e ainda há ausência de cálculo e de margens gengivais defeituosas
Código 2	A porção colorida da sonda está completamente visível, mas há sangramento à sondagem e presença de cálculo supra ou subgengival
Código 3	A porção colorida da sonda está parcialmente visível, com bolsa periodontal de 4 a 5 mm
Código 4	Faixa colorida da sonda totalmente no interior da bolsa

O índice de placa de O'Leary, proposto em 1972,[1] funciona como um elemento de motivação, pois determina a presença ou ausência de biofilme, levando em consideração as faces do dente junto à gengiva marginal. Para a avaliação, deve-se realizar a aplicação prévia de um evidenciador, para em seguida serem realizadas instruções de higienização e monitoramento da escovação. O tempo gasto para o levantamento é inicialmente de 5 a 6 minutos, e raramente se encontra o índice 0. O achado de até 10% da superfície dentária coberta por placa pode ser compatível com ausência de inflamação. Rigorosamente, nenhuma cirurgia periodontal pode ser realizada se não for conseguido esse percentual.

ATENÇÃO

Nenhuma cirurgia periodontal pode ser realizada se mais de 10% da superfície dentária estiver coberta por placa.

O índice de placa de O'Leary parece ser um índice eficiente, de obtenção rápida e passível de ser utilizado como fator de motivação do paciente, já que este compreende melhor as informações expressas em termos de porcentagem. O que se contesta é que, a despeito da insistência na motivação, dificilmente se consegue alcançar a meta proposta pelo índice, que equivale a até 10% de placa.

DENTES
(presença de cáries, anodontia ou ausências dentárias, erosões, desgastes)

O exame clínico da atividade de cárie visa examinar cada superfície dentária utilizando os códigos descritos no prontuário clínico.

A superfície dentária é mais bem observada quando está seca pela seringa de ar. O uso de sonda exploradora deve se limitar a cavitações (cárie ativa) e às situações de fraturas, soluções de continuidade de restaurações e superfícies proximais. A literatura não recomenda sua utilização para situações clínicas de mancha branca.

Todos os dados obtidos devem ser anotados no odontograma do prontuário clínico utilizando símbolos padronizados, para posterior utilização durante o plano de tratamento. É interessante exemplificar que os dados registrados poderão ser desde uma simples cárie até restaurações em perfeito estado, pois, além de ser uma necessidade legal regida pelo código de ética, tem a finalidade de uma posterior avaliação dos trabalhos executados no que concerne ao material, ao tipo de cavidade e mesmo à evolução do estudante no que diz respeito à habilidade manual.

OCLUSÃO

Após o exame minucioso do periodonto e das estruturas dentais, deve ser examinada a inter-relação entre os arcos dentários em movimento, para chegarmos a um diagnóstico conclusivo visando ao tratamento reabilitador.

Para a análise da oclusão, é necessário compreender o inter-relacionamento dentário nos movimentos funcionais e a interação dos relacionamentos oclusais estático e dinâmico baseados nos fundamentos da oclusão.

Dessa forma, ferramentas devem ser criadas para orientar a busca de sinais e posteriormente a análise dos sintomas. O Quadro 1.2 apresenta os itens a serem considerados na análise da oclusão.

LEMBRETE

O exame apurado da mastigação compreende a avaliação funcional das articulações temporomandibulares e dos músculos da mastigação e a análise da oclusão.

QUADRO 1.2 – ASPECTOS A SEREM CONSIDERADOS NA ANÁLISE DA OCLUSÃO

Conceitos oclusais – relação cêntrica, máxima intercuspidação, dimensão vertical de oclusão, dimensão vertical de repouso

Análise dos movimentos mandibulares de interesse clínico – guia anterior, guia incisal, guia do canino, guias condilares

Ajuste oclusal por desgaste seletivo dos contatos prematuros aberrantes

Análise da articulação temporomandibular, dos músculos da mastigação e acessórios, dos dentes e do periodonto, bem como do controle neuromuscular

DIAGNÓSTICO

Diagnóstico *lato sensu*

Conhecimento sobre algo no momento de seu exame, descrição minuciosa ou juízo declarado ou proferido sobre a característica de algo.

Diagnóstico *lato sensu* pode ser definido como o conhecimento (efetivo ou em confirmação) sobre algo no momento de seu exame; a descrição minuciosa de algo, feita pelo examinador, classificador ou pesquisador; ou o juízo declarado ou proferido sobre a característica de algo, com base em dados e/ou informações obtidos por meio de exame.

Em odontologia, diagnóstico é o processo analítico de que se vale o cirurgião-dentista no exame de um quadro clínico para chegar a uma conclusão. É a parte do atendimento voltada à identificação de uma eventual doença ou conjunto delas. Os dados compilados a partir de sinais e sintomas, histórico clínico, exame físico e exames complementares (laboratoriais, etc.) são analisados pelo estudante e sintetizados em uma ou mais doenças. A partir dessa síntese, é feito o planejamento para a eventual intervenção (ou tratamento) e/ou uma previsão da evolução (prognóstico), com base no quadro apresentado. Hoje em dia, a comunidade científica tem como filosofia aceitar os instrumentos de diagnóstico que foram validados pelo método científico.

PLANEJAMENTO DO TRATAMENTO ODONTOLÓGICO

LEMBRETE

O planejamento antecipa as inter-relações entre os diversos tipos de tratamento com a finalidade de hierarquizar a sequência de procedimentos, minimizando o tempo de tratamento e otimizando os resultados.

A elaboração do plano de tratamento com a antecipação da visualização do resultado final é alcançada pelo planejamento. Essa difícil tarefa pressupõe o diagnóstico mais preciso possível, além do conhecimento de todas as alternativas de tratamento e seus prognósticos. Requer ainda a adequação de todas essas variáveis às condições físicas, emocionais e sociais do paciente.

O plano de tratamento proposto deverá respeitar as condições sistêmicas do paciente, o que está diretamente relacionado com as **contraindicações**. Estas são facilmente verificadas, pois são claramente definidas na literatura. Os limites de indicação das chamadas contraindicações relativas são interpretados nesta etapa de planejamento e, de certa forma, incluem **assumir alguns riscos**. O tratamento proposto deverá ser tolerado pelas limitações sistêmicas do paciente. Nem sempre o tratamento ideal, ou o mais divulgado na mídia, será o melhor para o seu paciente.

A elaboração do plano de tratamento em etapas, independentemente da complexidade das necessidades de tratamento, auxiliará a condução das diversas técnicas operatórias, sem perder o foco principal do estudante no controle e na manutenção da saúde bucal de seus pacientes. Esse plano estabelecido conduzirá o tratamento, mesmo quando executado por diversos profissionais da equipe interdisciplinar, sob o olhar do clínico geral. Os procedimentos envolvidos no plano de tratamento escolhido deverão seguir uma sequência lógica e eficiente para que o tempo de tratamento, o gerenciamento de materiais e os resultados sejam otimizados. Didaticamente, os tratamentos poderão ser conduzidos em três fases (Quadro 1.3):

QUADRO 1.3 – GUIA PARA A ELABORAÇÃO DO PLANEJAMENTO EM CLÍNICA INTEGRADA

Fases	Objetivos gerais	Objetivos específicos
Fase I	Resolução das urgências	Controlar a dor
		Controlar infecções agudas
		Tratamento de traumatismos
		Estética
	Adequação do meio bucal	Controle de placa bacteriana
		Selamento de lesões ativas de cárie
		Procedimentos básicos (periodontia)
		Controle de dieta
		Uso de fluoretos e/ou outros agentes químicos
		Selamento de fóssulas e fissuras
	Avaliação do nível de saúde	Observação dos resultados obtidos
	Planejamento periodontal	Raspagem, alisamento, polimento coronorradicular e cirurgias periodontais
	Planejamento cirúrgico	Exodontias, cirurgias de rebordo, frenectomias, etc.
	Planejamento endodôntico	Polpa viva e/ou polpa morta (pulpectomia e/ou penetração desinfectante)
		Cirurgias paraendodônticas
	Planejamento oclusal	Restabelecimento das relações maxilomandibulares
	Avaliação do nível de saúde	Observação dos resultados obtidos
Fase II	Planejamento da reabilitação dos elementos dentários	Restaurações plásticas e próteses unitárias
	Planejamento ortodôntico	Pequenas movimentações dentárias
	Planejamento da reabilitação da oclusão	Próteses fixas, removíveis e totais
	Avaliação do nível de saúde	Observação dos resultados obtidos
Fase III	Manutenção	Consultas periódicas
		Exame clínico e/ou exame(s) complementar(es)
		Controle de higiene
		Profilaxia (fluoretos e/ou agentes químicos)

Fonte: Adaptado de Diangelis e colaboradores.[2]

- Fase I – eliminação e controle de doenças bucais e preservação da relação dos dentes e da saúde dos tecidos orais
- Fase II – restauração ou substituição estética e funcional
- Fase III – Manutenção e controle do tratamento realizado

RESOLUÇÃO DAS URGÊNCIAS

As urgências incluem controle da dor, controle de infecções agudas, tratamento de traumatismos dentofaciais, estética e função.

FASE I OU FASE DE PREPARO BUCAL

Os procedimentos envolvidos nesta etapa do plano de tratamento têm como finalidade principal a eliminação e o controle de doenças bucais e a preservação da relação dos dentes e da saúde dos tecidos orais.

A sequência correta de procedimentos poderá variar em razão das necessidades de cada caso. Didaticamente, inicia-se com os procedimentos relacionados com o controle das urgências odontológicas. Em seguida, é feita a adequação do meio bucal com a realização de procedimentos básicos periodontais, por meio de equipamento ultrassônico, fechamento de cavidades com restaurações temporárias, adequação de restaurações com margens inadequadas ou remoção de próteses com falhas na adaptação. Essa adequação tem por objetivo diminuir o número de microrganismos orais, em vista do controle preliminar da saúde bucal, e obter melhorias nas condições teciduais.

Ainda que de maneira precoce no plano de tratamento, um primeiro passo importante é avaliar a ausência de sinais e sintomas relacionados à saúde das estruturas do sistema mastigatório, das articulações, dos músculos e das estruturas dentárias.

Em casos considerados sintomáticos, o início será o tratamento dessas disfunções. Muitas vezes o restabelecimento das relações maxilomandibulares requer a confecção de próteses temporárias, que permitirão os primeiros passos na recuperação funcional e estética no processo reabilitador, recuperando a dimensão vertical, corrigindo o mal posicionamento dentário, adequando as curvas de Spee e Wilson. Esses aparelhos permitem correções rápidas na reconstrução de sorrisos de maneira temporária, gerando conforto e estética ao paciente, o qual poderá corresponder minimizando a cobrança por resultados imediatos. Em consequência, o estudante poderá conduzir o caso respeitando as etapas do plano de tratamento convencional (Figs. 1.1 a 1.4).

A qualidade da restauração é outro aspecto importante na manutenção da saúde dos tecidos periodontais em relação aos procedimentos realizados ou planejados. Desrespeito às margens do preparo, restaurações em excesso, contornos e texturas inadequadas, pontos de contato proximais inadequados e pontos

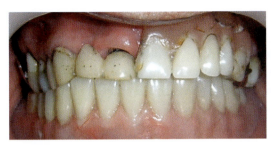
Figura 1.1 – Início do caso: perda da dimensão vertical.

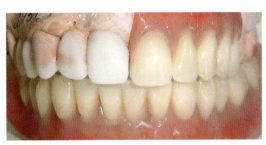
Figura 1.2 – Enceramento de diagnóstico.

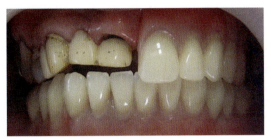
Figura 1.3 – Prova da prótese parcial removível temporária e avaliação da recuperação da dimensão vertical de oclusão.

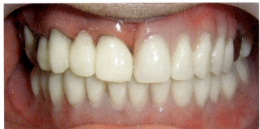
Figura 1.4 – Instalação das próteses temporárias.

de contato oclusais traumáticos ou interferentes também promoverão a resposta inflamatória dos tecidos periodontais. Esses critérios de qualidade devem ser cuidadosamente analisados tanto em restaurações diretas e indiretas finais quanto em próteses temporárias.

O planejamento de **próteses temporárias** removíveis ou fixas unitárias ou múltiplas pode auxiliar no controle e no tratamento de doenças do periodonto. Em situações clínicas com grande número de dentes ausentes, o uso das próteses temporárias permitirá antecipar o equilíbrio oclusal e a correta distribuição de cargas oclusais entre os dentes remanescentes e as mucosas, bem como ajudar na motivação do paciente para a manutenção do programa de higienização.

Ainda que pareçam um tratamento restaurador, esses procedimentos têm por objetivo **controlar doenças**. Assim, o tratamento teria condições de seguir uma sequência padrão, iniciando com as cirurgias orais e o tratamento periodontal, seguido do tratamento endodôntico.

Provavelmente algumas inter-relações poderão surgir, por exemplo, entre os tecidos periodontais e os procedimentos restauradores. Dessa forma, destaca-se mais uma vez a importância do diagnóstico, da avaliação dos riscos de doença e dos fatores que poderiam contribuir para o sucesso do tratamento, além do controle e manutenção da saúde do periodonto. Em outras palavras, a qualidade dos tratamentos restauradores interfere na saúde dos tecidos de suporte.

Ainda em relação às próteses parciais removíveis (PPRs), um aspecto importante no planejamento e no plano de tratamento é a adequação de seus componentes e estruturas aos tecidos periodontais. Outros fatores também devem ser cuidadosamente analisados no início do tratamento, como:

LEMBRETE

A qualidade dos tratamentos restauradores interfere na saúde dos tecidos de suporte.

- distância dos conectores à margem gengival livre;
- desenho de conectores que permita a correta distribuição de cargas oclusais entre os dentes e a mucosa, com ênfase em áreas com osso basal e alívio em regiões de rebordo alveolar;
- escolha de grampos de retenção adequados em áreas de inserção muscular, como bridas e freios;
- adequação das curvas equatoriais em dentes retentores diretos para a retentividade planejada.

Em alguns casos, cirurgias periodontais podem ser indicadas para melhorar esses princípios, como os enxertos de gengiva queratinizada em áreas de inserção de grampos de retenção, além do aumento de coroas clínicas em retentores diretos e indiretos.

Para finalizar, deve-se executar uma **reavaliação minuciosa** dos mesmos parâmetros utilizados para identificar os sinais e sintomas de doenças para a sequência restauradora do tratamento, a fim de verificar se os objetivos dessa etapa foram alcançados.

FASE II OU FASE RESTAURADORA

Concluída a fase I de maneira satisfatória e com a adesão do paciente ao tratamento proposto, a fase II visa à restauração ou à substituição estética e funcional dos elementos ausentes.

Os procedimentos restauradores e suas inter-relações (p.ex.; entre os canais radiculares), os procedimentos restauradores e as próteses, além dos pequenos movimentos ortodônticos e implantes dentários, deverão ser idealizados conforme o planejamento da reconstrução protética final.

Nos pacientes considerados assintomáticos, a observação das relações maxilomandibulares dos modelos de estudo em articuladores poderá mostrar sinais importantes para a definição do plano de tratamento, como facetas de desgaste, extrusões e inclinações dentárias, giroversões, perda da dimensão vertical e análise dos espaços protéticos.

Outro procedimento bastante importante é a visualização das linhas equatoriais dos elementos dentários com o uso dos delineadores, que define parâmetros iniciais para o eixo de inserção das próteses e facilita a realização dos desenhos das estruturas e seus componentes.

Outra função dos modelos articulados é permitir a visualização da restauração final por meio do **enceramento de diagnóstico**. O enceramento de diagnóstico bem realizado é útil também na comunicação com o paciente, uma vez que possibilita visualizar as reais necessidades e as alternativas de tratamento de maneira bastante didática. É com base nesse projeto que serão confeccionadas as próteses temporárias fixas ou removíveis, indispensáveis para essa etapa do tratamento (Fig. 1.5). Outra finalidade seria a confecção de guias radiográficos e cirúrgicos para os tratamentos com implantes dentários.

PARA PENSAR

A relação custo/benefício do enceramento supera qualquer expectativa, e sua utilização acarretará a antecipação de resultados, a visualização do planejamento, a otimização do plano de tratamento e a obtenção e melhores resultados.

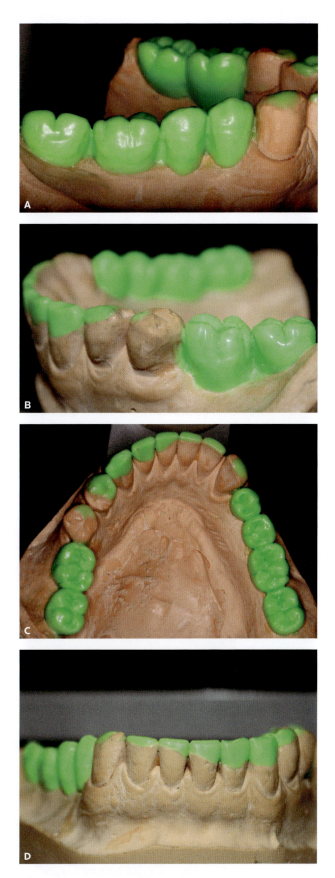

Figura 1.5 – Enceramento de diagnóstico.

Os retentores diretos e indiretos de PPRs devem ser considerados em relação ao seu posicionamento no arco dentário, ao equador protético, às restaurações preexistentes e principalmente em relação ao desenho estipulado no planejamento das estruturas das PPRs. As **adequações técnicas do equador protético** garantem a estabilidade das estruturas dentárias na inserção e na remoção da prótese e são estabelecidas pela definição de um eixo de inserção através do delineador. Esses procedimentos permitem o assentamento de estruturas com os braços de retenção e oposição.

Contudo, tais adequações não podem prejudicar a qualidade das restaurações preexistentes. Assim, na etapa inicial do planejamento, os elementos retentores diretos e indiretos devem ser cuidadosamente analisados. A posição, o tamanho e o material utilizado poderão indicar a necessidade de substituição por motivos protéticos, para preservar sua qualidade e durabilidade, uma vez que sua importância agora influencia também a qualidade da prótese.

Os descansos oclusais e de cíngulo também devem ser avaliados previamente com a finalidade de otimizar o material e o tempo de tratamento, obtendo melhores resultados. Além disso, a confecção de próteses parciais fixas, unitárias ou múltiplas, sobre dentes naturais ou implantes em retentores diretos e indiretos, implica a reconstrução com o planejamento reverso. Nesses casos, o estudante deverá conduzir as etapas laboratoriais com cuidado, incluindo uma etapa adicional com o enceramento da prótese para, com o auxílio do delineador, adequar as demandas das estruturas da PPR (Figs. 1.6 a 1.12).

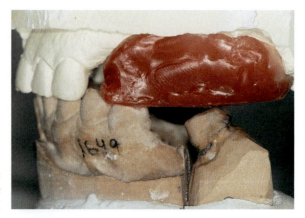

Figura 1.6 – Montagem em articulador para confecção de coroa fresada no dente 37.

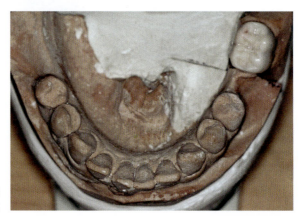

Figura 1.7 – Enceramento de diagnóstico no dente 37.

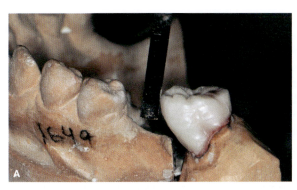
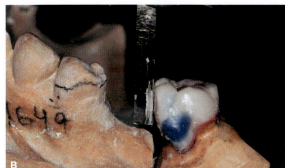

Figura 1.8 – Adequação do equador protético com o delineador.

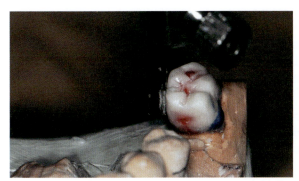
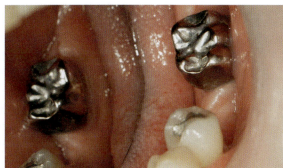

Figura 1.9 – Confecção do descanso oclusal.

Figura 1.10 – Coroa total metálica instalada.

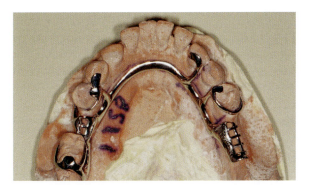

Figura 1.11 – Modelo com armação da PPR.

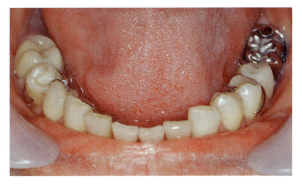

Figura 1.12 – PPR instalada (inter-relação entre PPR e prótese fixa).

O cirurgião-dentista contemporâneo deve se habituar a elencar os implantes dentários em suas propostas terapêuticas. Essa alternativa de tratamento revolucionou a odontologia nos últimos anos e alcançou avanços tecnológicos e científicos importantíssimos e inquestionáveis, proporcionando maior previsibilidade aos resultados e, portanto, maior segurança na sua indicação. Assim como outras formas de tratamento, os implantes trazem vantagens e desvantagens, as quais devem ser cuidadosamente analisadas para a obtenção de bons resultados e a satisfação tanto dos profissionais quanto dos pacientes.

LEMBRETE

Nada substitui perfeitamente o elemento dentário natural perdido. Por esse motivo, deve-se evitar a indicação dos implantes com finalidade estética.

Dentre os principais benefícios em relação a outras formas de tratamento, a **conservação de estruturas dentárias** na restauração de dentes ausentes talvez seja a mais importante e o foco de sua indicação. Esse aspecto deve ser considerado tanto ao evitar preparos dentários quanto em relação aos aspectos biomecânicos, uma vez que auxiliam na distribuição de cargas mastigatórias, diminuindo a sobrecarga nos dentes remanescentes e melhorando as possibilidades de um bom prognóstico. Da mesma forma, as limitações desse tratamento devem ser consideradas com a finalidade de diminuir a expectativa do paciente em relação aos resultados finais.

É importante salientar que nada substitui perfeitamente o elemento dentário natural perdido. Portanto, deveríamos evitar a indicação dos implantes com finalidade estética. Em muitos casos, é difícil prever se o resultado estético será melhor do que outras opções protéticas, principalmente em relação à estética da mucosa peri-implantar, a "estética rosa", ou, mais precisamente, das papilas interdentais e o famoso espaço ou "buraco negro" em consequência das perdas teciduais.

Fica claro que, apesar de a técnica cirúrgica ser considerada relativamente fácil, os critérios para a correta indicação somente serão bem avaliados com a experiência do estudante na área ou com o auxílio de uma equipe interdisciplinar bem treinada.

FASE III OU FASE DE MANUTENÇÃO DA SAÚDE BUCAL

Esta fase tem por objetivo o **controle preventivo**, além do controle do tratamento executado. É composta por um conjunto de procedimentos e recursos de que o estudante dispõe para conservar o estado de saúde conseguido pelo tratamento proposto para conservar a higidez das estruturas bucais. Procura manter a saúde, evitando recidivas, pois o risco continua sempre presente, levando ao retratamento do paciente. Caracteriza-se fundamentalmente pelo efetivo controle do biofilme e da dieta, além do uso contínuo de flúor em baixa concentração como estratégia de promoção da saúde.

Um ponto fundamental para o sucesso dessa fase é a orientação e a motivação do paciente a um retorno periódico, que pode variar de três meses a um ano após sua conclusão, dependendo da gravidade do caso e da subordinação ao tratamento realizado. Alguns dos recursos mais empregados nesta etapa de manutenção são a raspagem e o alisamento coronorradicular, se necessário. Contudo, o **polimento** é sempre um instrumento motivador.

Nos casos de reabilitação mediante PPR, por sua característica dentomucossuportada, atenção especial deve ser dada ao assentamento correto dos grampos em seus vários nichos, à manutenção de sua tensão e à necessidade de melhorar o recontorno equatorial por meio das restaurações de resina composta, além da checagem da adaptação das selas ao tecido mucoso e sua eventual necessidade de reembasamento para melhorar a estabilidade protética (Fig. 1.13).

ATENÇÃO

Pacientes que receberam implantes dentários devem ser avaliados em intervalos regulares, a fim de monitorar os tecidos peri-implantares, a condição da prótese suportada pelo implante e o controle do biofilme.

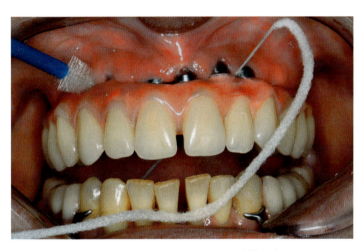

Figura 1.13 – Prótese sobre implantes com possibilidades de higienização.

Como um grande número de pacientes tratados com implantes apresenta história de periodontite, é possível supor que o sucesso duradouro do tratamento pode ser conseguido usando os mesmos princípios empregados na manutenção dos dentes de indivíduos suscetíveis a periodontite, lembrando que patógenos periodontais podem influenciar a manutenção e o prognóstico dos tecidos peri-implantares.

O êxito da PPR depende da observância de alguns princípios básicos consagrados. Dentre estes, o que primeiro demanda a atenção no planejamento é a **fixação dada pelos apoios** que, pela sua localização estratégica, transmite as forças de modo equitativo aos suportes e impede a intrusão cervical da prótese.

A aplicação de um apoio sobre a superfície oclusal de um dente posterior se denomina **descanso oclusal**. Caso o apoio ocupe uma posição sobre a superfície lingual ou palatina de um dente anterior, trata-se de **apoio de cíngulo**.

Por fatores estéticos e biomecânicos, os antigos apoios incisais de próteses removíveis a grampo devem ser preteridos em favor de **apoios sobre cíngulos ou linguais**. Embora essa conclusão seja consenso, sua implementação prática sempre foi dificultada pela

Apoio

Termo usado para designar qualquer componente da PPR que se aplica sobre o dente retentor, idealmente sobre um leito preparado para recebê-lo, de maneira que limite os movimentos da prótese em função.

anatomia dos dentes anteriores, que genericamente não condiz com um preparo adequado do descanso na área de cíngulo. As resinas compostas e a técnica de ataque ácido oferecem a possibilidade de recontornar a morfologia dentária, criando cíngulos artificiais passíveis de preparo como descansos.

Nos dentes anteriores, esse descanso deve ser preparado na face lingual, na região do cíngulo, com formato aconcavado e profundidade suficiente para garantir a positividade e o direcionamento das cargas mastigatórias para o longo eixo dos dentes de suporte. A tentativa de aproveitar a face lingual nos suportes anteriores sem o devido preparo inevitavelmente resulta no seu comprometimento, iatrogenia há muito reconhecida.

CASO CLÍNICO

Paciente adulto de 36 anos, com melanoderma, ASA 1, sem o uso |de qualquer medicação, apresentou como queixa principal o desejo de recolocar seus dentes perdidos, além de melhorar, se possível, os diastemas anterossuperiores. No exame extraoral, apresentava equilíbrio das estruturas faciais com musculatura craniocervical e articulações temporomandibulares assintomáticas. Ao realizar o **exame intraoral** suplementado pelos achados da radiografia panorâmica, observaram-se:

- presença de extranumerário na posição 12;
- ausências dentárias dos elementos 14, 36, 47;
- raiz residual do elemento 46;
- cárie nos elementos 37 e 45;
- restauração nos elementos 24, 26, 27, 35, 44, 45 e 48.

A **análise ortodôntica** evidenciou:

- maloclusão de classe 1;
- diastemas na região de incisivos superiores;
- giroversão dos dentes 12, 16, 38 e 44;
- mesioinclinação do elemento 48;
- intrusão do dente 17 e extrusão dos dentes 15 e 16, que inviabilizaria a reconstrução dos elementos antagonistas;
- sobressaliência e sobremordida de 3 mm;
- guia anterior preservada, mas com interferências tanto do lado de trabalho como do lado de balanceio em lateroprotrusão.

No **exame periodontal**, foram constatadas grandes lesões com presença de bolsa nos incisivos e primeiros molares superiores. Dessa forma, indicou-se o exame periodontal completo em associação com o pedido de um conjunto completo de radiografias periapicais. O índice de sangramento era de 37%, e o índice de placa, de 64%.

A Figura 1.14 apresenta as fotografias clínicas iniciais. O diagnóstico estabelecido para esse paciente é de ausências dentais com doença

Clínica Integrada em Odontologia | 31

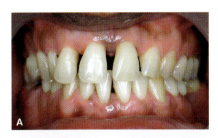
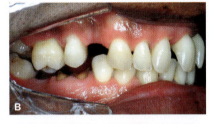
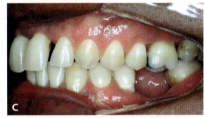
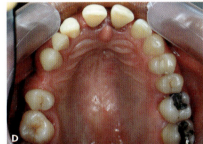
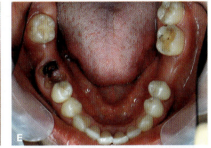
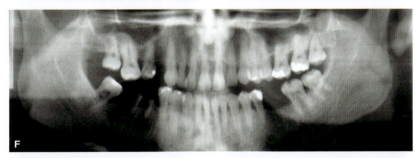
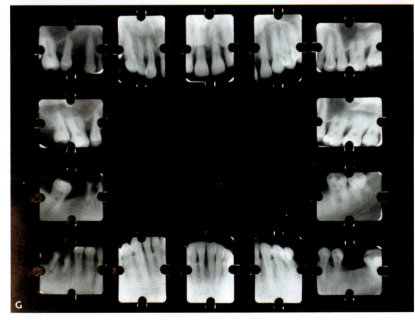

SAIBA MAIS

A fase I, preparo bucal, deste tratamento, encontra-se publicada em: Morea C, Domingues GC, Soares MS. Preparo pré-protético multidisciplinar de paciente adulto com ausências dentárias e doença periodontal severa. In: Dominguez GC, Vigorito JW, Abrão J, Fantini SM, Kanashiro LK, Paiva JB, et al. Ortodontia e ortopedia facial: casos clínicos. Santos: Santos; 2010. p. 511-27.[3]

Figura 1.14 – Fotografias clínicas iniciais. (A) Vista frontal inicial. (B) Vista lateral direita. (C) Vista lateral esquerda. (D) Vista oclusal superior. (E) Vista oclusal inferior. (F) Radiografia panorâmica. (G) Radiografias periapicais.

periodontal localizada, com severidade de moderada a grave (bolsas periodontais maiores que 6 mm, defeitos ósseos verticais e lesões de furca).

O plano de tratamento realizou-se de maneira interdisciplinar, atendendo à queixa principal do paciente e com base no diagnóstico. As fases do tratamento são descritas a seguir.

FASE I OU FASE DE PREPARO BUCAL

O **tratamento periodontal** incluiu:

- instruções de higiene bucal e motivação do paciente;
- procedimentos básicos com raspagem, alisamento e polimento coronorradicular;
- retalho de Widman modificado no elemento 48 com plastia da área de furca.

A reavaliação periodontal evidenciou uma diminuição do índice de sangramento de 37 para 13% e do índice de placa de 64% para 28%. Pode-se observar a melhora periodontal nas fotografias clínicas pós-tratamento periodontal (Fig. 1.15).

O **tratamento cirúrgico** envolveu exodontia da raiz do elemento 46 que apresentava prognóstico ruim por apresentar lesão de furca de grau III, além de lesões periapicais de origem endodôntica. Após a conclusão do tratamento periodontal e a avaliação do nível de saúde, foi iniciado o tratamento ortodôntico.

Para atingir os objetivos propostos, a **fase ortodôntica** foi iniciada pelo arco superior e realizada com aparelho fixo pré-ajustado e alguns acessórios que facilitaram a mecânica:

- nivelamento com forças leves e alinhamento;
- intrusão dos elementos 15 e 16;
- extrusão do elemento 17;
- verticalização do dente 48;
- rotação dos dentes 16, 38 e 44;
- fechamento dos diastemas anterossuperiores;
- criação de espaços adequados para resolução protética nas regiões dos dentes 14, 36, 46 e 47.

Para verticalizar o dente 48, decidiu-se pela colocação de um mini-implante ortodôntico (Tomas®, Dentaurum, Alemanha) inserido no primeiro mês de tratamento e uma mola híbrida de verticalização de aço e níquel-titânio (Ni-Ti) quatro semanas após a colocação do implante. Realizou-se também a criação de guias protrusivas e lateroprotrusivas adequadas.

A reavaliação ortodôntica pode ser observada na Figura 1.16. Após nivelamento do elemento 48, iniciou-se a montagem do aparelho ortodôntico inferior (Fig. 1.17). O final do tratamento ortodôntico está representado na Figura 1.18.

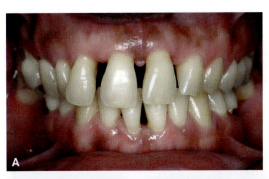
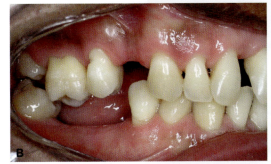
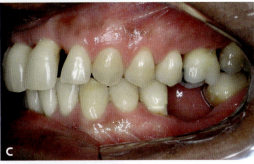
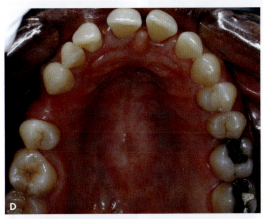
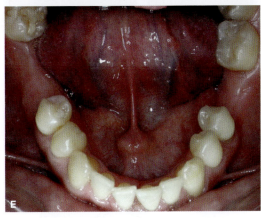

Figura 1.15 – Fotografias clínicas pós-tratamento periodontal.
(A) Vista frontal.
(B) Vista lateral direita.
(C) Vista lateral esquerda.
(D) Vista oclusal superior.
(E) Vista oclusal inferior.

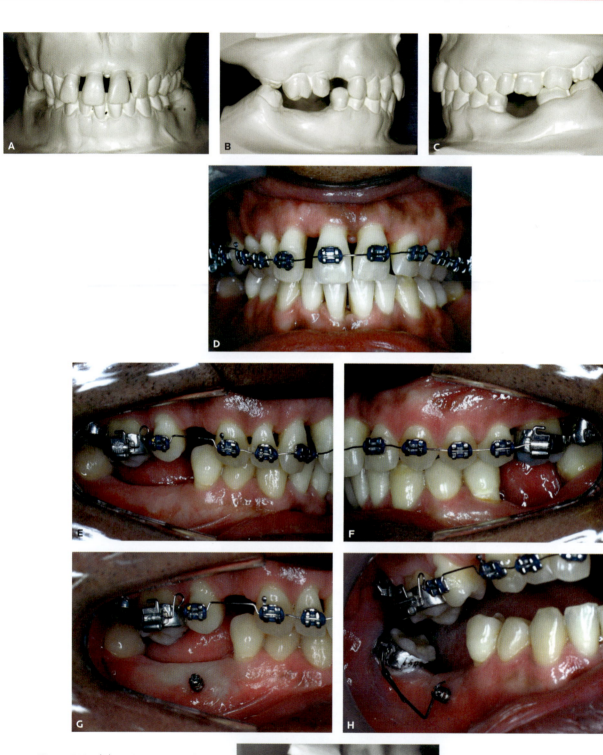
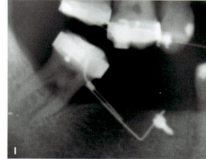

Figura 1.16 – (A) Modelo em vista frontal. (B) Modelo em vista lateral direita. (C) Modelo em vista lateral esquerda. (D) Vista frontal. (E) Vista lateral direita. (F) Vista lateral esquerda. (G) Colocação de implante ortodôntico. (H) Ativação do implante ortodôntico. (I) Radiografia periapical – nivelamento do molar (dente 48).

Após a conclusão do plano de tratamento ortôdontico, com o uso de placas de Hawley, teve início a fase restauradora.

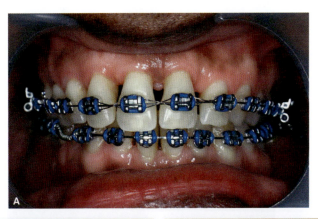

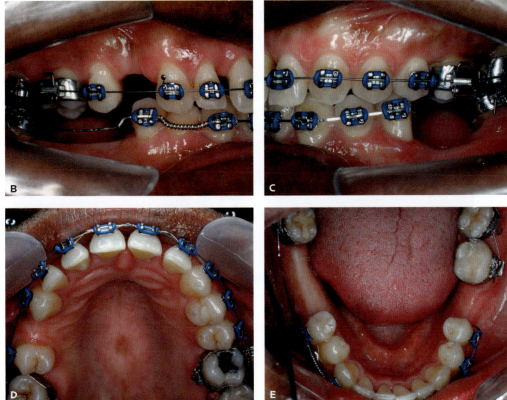

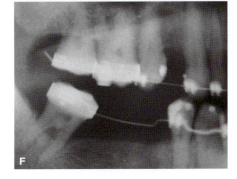

Figura 1.17 – (A) Vista frontal.
(B) Vista lateral direita.
(C) Vista lateral esquerda.
(D) Vista oclusal superior.
(E) Vista oclusal inferior.
(F) Radiografia periapical.

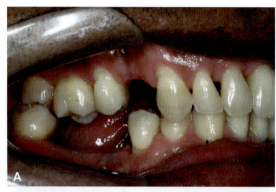
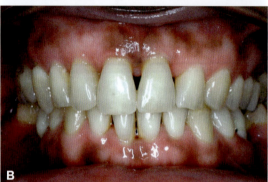
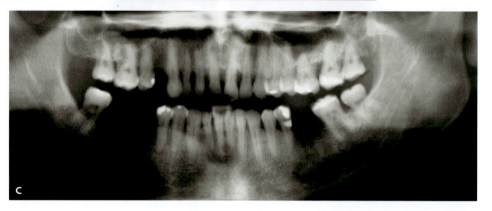

*Figura 1.18 – Final do tratamento ortodôntico.
(A) Vista direita final.
(B) Vista frontal final.
(C) Panorâmica final do tratamento ortodôntico.*

FASE 2 OU FASE RESTAURADORA

O tratamento restaurador envolveu os elementos 37 e 45 com resina composta. O tratamento protético incluiu montagem em articular semiajustável e ceroplastia de diagnóstico (Fig. 1.19).

No início do tratamento restaurador, ao ser notado o aumento do índice de placa, a orientação da higiene bucal foi reforçada para possibilitar a realização dos tratamentos propostos. Diante do exame radiográfico e da montagem no articulador semiajustável, foram apresentadas ao paciente basicamente três possibilidades de tratamento:

- PPRs em ambos os arcos;
- próteses parciais fixas, embora na atualidade este seja considerado um tratamento altamente radical e mutilador, em razão do desgaste dentário imposto;
- inter-relação entre as possibilidades anteriores e a prótese implantossuportada.

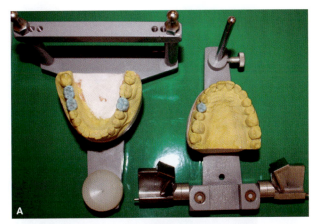

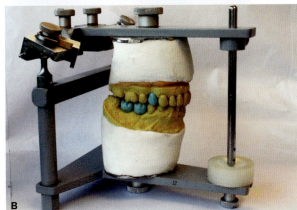

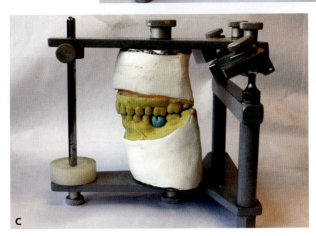

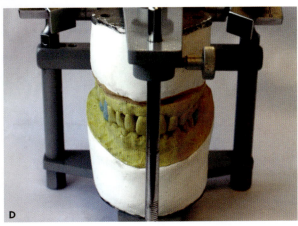

Figura 1.19 – Ceroplastia de diagnóstico em modelos de estudo articulados em articulador semiajustável.
(A) Modelos articulados.
(B) Enceramento lateral direito.
(C) Enceramento lateral esquerdo.
(D) Vista frontal.

As resoluções hipotéticas com próteses removíveis e fixas serão apresentadas por motivos didáticos, uma vez que, diante das possibilidades aventadas, o paciente fez opção pelas próteses implantossuportadas.

Opção 1: PPRs em ambos os arcos (Figs. 1.20 e 1.21).

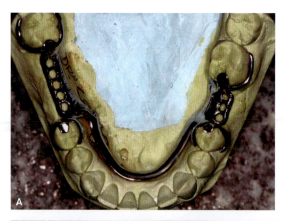
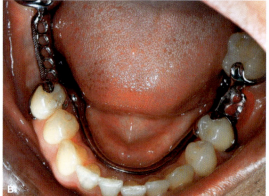
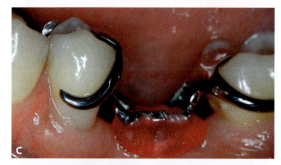
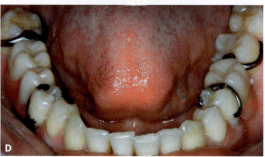

Figura 1.20 – Simulação clínica da opção 1 de tratamento – PPR inferior.
(A) Armação da prótese.
(B) Prova clínica.
(C) Detalhe clínico.
(D) Instalação.

Clínica Integrada em Odontologia | 39

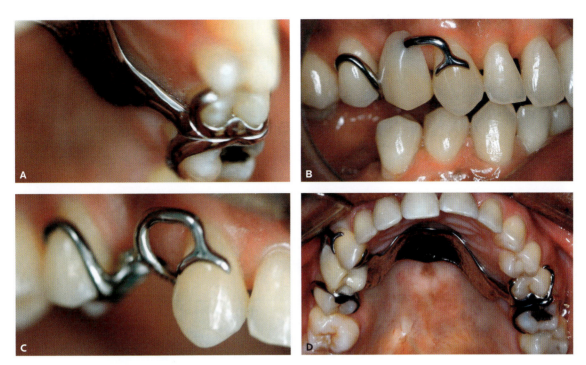

Figura 1.21 – Simulação clínica da opção 1 de tratamento – PPR superior.
(A) Apoios oclusais.
(B) Grampo de retenção.
(C) Detalhe da armação.
(D) Instalação.

Opção 2: Próteses parciais fixas (Fig. 1.22).

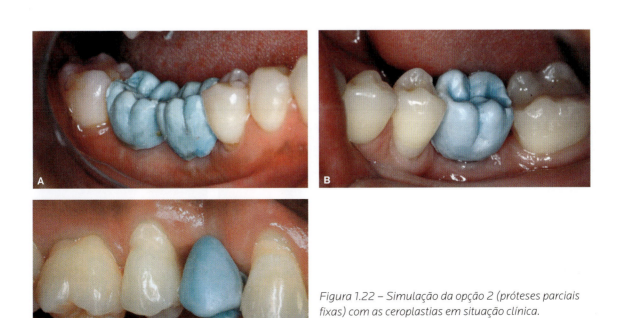

Figura 1.22 – Simulação da opção 2 (próteses parciais fixas) com as ceroplastias em situação clínica.
(A) Ceroplastia lateral direita.
(B) Ceroplastia lateral esquerda.
(C) Ceroplastia superior.

O tratamento iniciou-se pela maxila. Usando como referência a ceroplastia de diagnóstico, confeccionou-se o guia radiográfico para a execução da tomografia volumétrica, que posteriormente foi transformada em guia cirúrgico (Fig. 1.23).

Durante o procedimento de fresagem e após mensurando o torque de colocação do implante, optou-se pela realização do procedimento de carga "imediata" pela provisionalização para a criação do perfil de emergência (Fig. 1.24). Concluído o arco superior, foram realizadas as implantações na mandíbula em duas etapas com diferença de uma semana (Fig. 1.25).

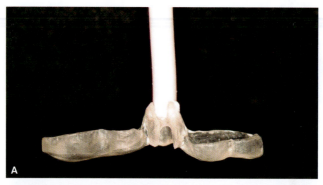

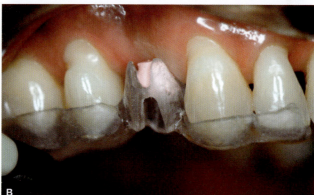

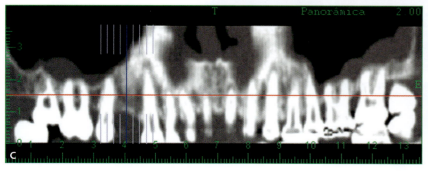
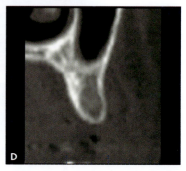

Figura 1.23 – Confecção do guia cirúrgico a partir da ceroplastia. (A) Guia radiográfico com guta-percha. (B) Prova clínica do guia radiográfico. (C) Tomografia em corte panorâmico. (D) Tomografia.

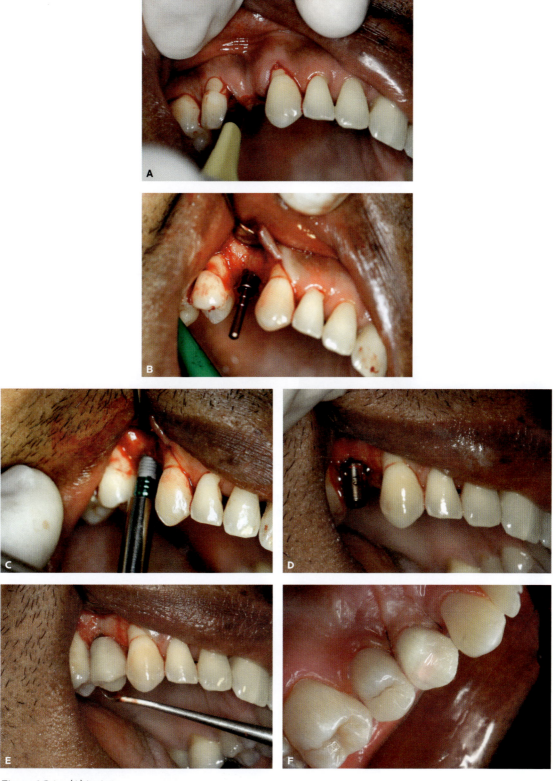

Figura 1.24 – (A) Incisão.
(B) Posicionador.
(C) Colocação do implante.
(D) Componente protético.
(E) Provisório - vista vestibular.
(F) Provisório - vista palatina.

Figura 1.25 – (A) Confecção do guia cirúrgico. (B) Prova clínica. (C) Colocação dos implantes.

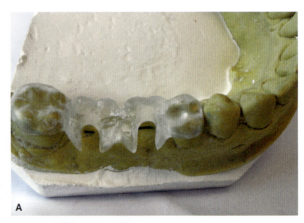
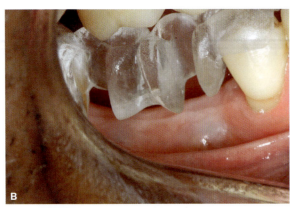
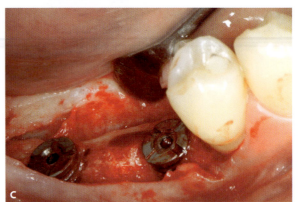

Após 4 meses, iniciou-se o procedimento restaurador propriamente dito, com a troca do componente protético no arco superior e a reabertura no arco inferior (Fig. 1.26). Como o componente protético na colocação em carga imediata apresentou ligeira vestibularização, optou-se por sua troca com a possibilidade de personalizá-lo, visto que o perfil de emergência estava concluído (Fig. 1.27).

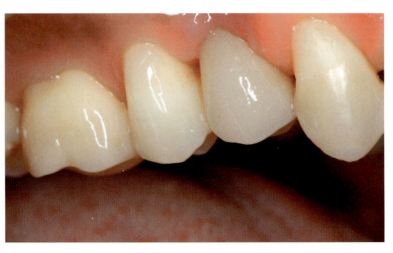

Figura 1.26 – Prótese fixa final após 4 meses.

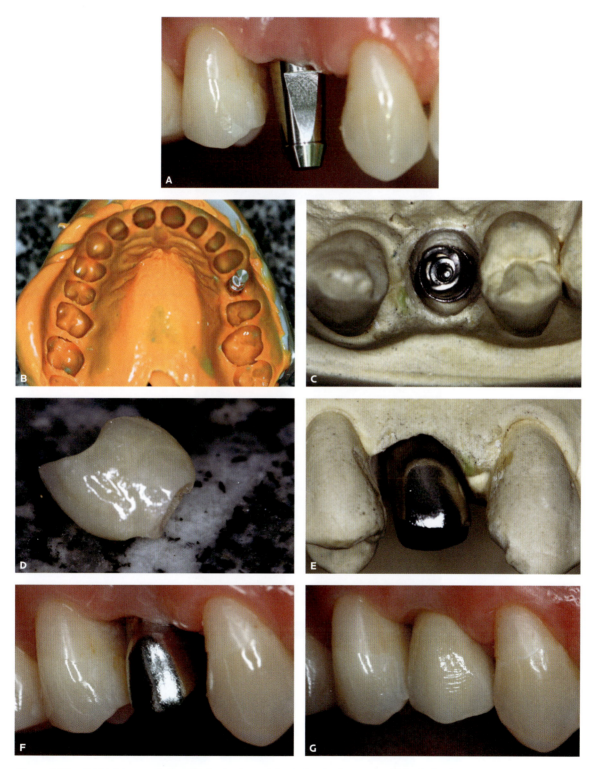

Figura 1.27 – (A) Moldagem de transferência da posição do implante com moldeira fechada.
(B) Parafusamento do análogo (ou réplica do implante) e reposicionamento
na moldagem com silicone de condensação.
(C) Aspectos do munhão agora personalizado com a respectiva cópia do perfil de emergência.
(D, E) Confecção ao mesmo tempo do provisório e do coping sobre o munhão preparado.
(F) Prova clínica do coping para metalocerâmica.
(G) Prova da cerâmica e finalização da coroa implantossuportada do elemento 14.
(Continua)

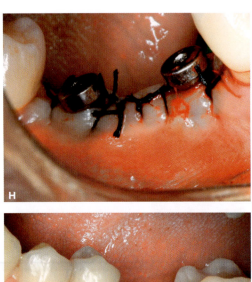
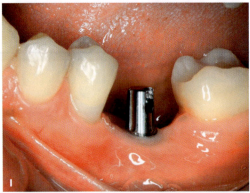
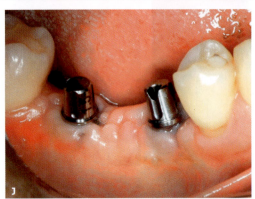
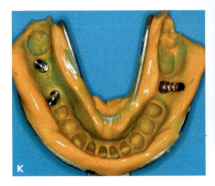
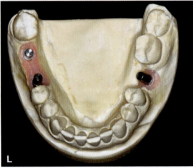
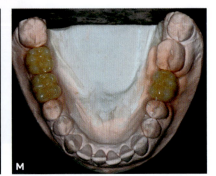

Figura 1.27 – (H) Reabertura e colocação de componentes cicatrizadores dos implantes inferiores. (I, J) Seleção dos componentes protéticos inferiores. (K) Moldagem dos componentes protéticos e posicionamento de seus análogos (réplicas). (L) Modelo de trabalho. (M) Confecção dos provisórios.
(Continua)

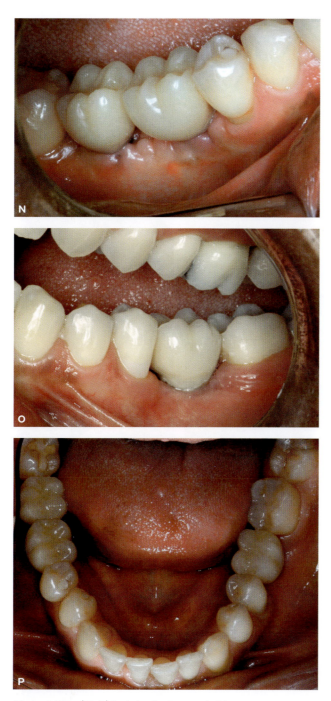

*Figura 1.27 – (N, O) Instalação dos provisórios.
(P) Instalação dos provisórios – vista oclusal.*

Após a fase de provisórios, que visa garantir o perfil de emergência, realizou-se a confecção das coroas definitivas usando *copings* de zircônia e aplicação de cerâmica (Fig. 1.28).
Na finalização do caso e com a finalidade de abrandar a imagem da "síndrome do triangulo negro" provocada pela perda óssea periodontal, foram realizadas restaurações (acréscimos) em resina composta, buscando a harmonia do sorriso (Fig. 1.29).

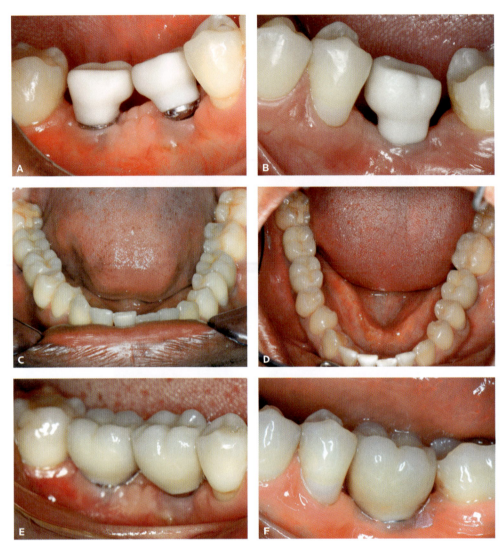

*Figura 1.28 – (A, B) Prova clínica dos copings de zircônia.
(C) Instalação das coroas de cerâmica inferiores.
(D) Vista oclusal.
(E) Detalhe do lado esquerdo.
(F) Detalhe do lado direito.*

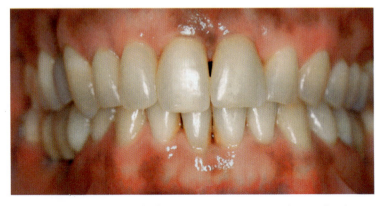

Figura 1.29 – Fotografia final – diminuição das ameias proximais com acréscimo de resina composta.

Anexos

Os anexos fazem parte do prontuário clínico dos pacientes da disciplina de Clínica Integrada do departamento de Estomatologia da Faculdade de Odontologia da Universidade de São Paulo (FOUSP).

Clínica Integrada em Odontologia

UNIVERSIDADE DE SÃO PAULO
FACULDADE DE ODONTOLOGIA
DEPARTAMENTO DE ESTOMATOLOGIA
DISCIPLINA DE CLÍNICA INTEGRADA

PRONTUÁRIO CLÍNICO

Nome: _____

Este questionário tem a finalidade de avaliar seu estado de saúde. Nenhuma informação deve ser omitida, pois disso depende a adequada execução de seu tratamento. Assinale com um X o Sim ( ) ou o Não ( ) de acordo com a sua resposta. Em caso de dúvidas sobre como responder ou sobre alguma palavra que não entenda, chame o aluno ou o professor responsável. Estas informações terão caráter confidencial e serão guardadas por força do sigilo profissional.

Sistema cardiovascular:
Já foi prevenido por algum médico que tem problema no coração? Sim ( ) Não ( )
Sente falta de ar ou cansaço após esforços ou em mesmo em repouso? Sim ( ) Não ( )
Dorme com muitos travesseiros ou sente falta de ar quando se deita? Sim ( ) Não ( )
Sente dor no peito após esforços ou mesmo em repouso? Sim ( ) Não ( )
Tem inchaços nas pernas ou nos pés que pioram ao longo do dia? Sim ( ) Não ( )
Tem pressão alta? Sim ( ) Não ( )

Sistema respiratório
Tosse muito? Sim ( ) Não ( )
Fuma? Sim ( ) Não ( )
Costuma apresentar sangue junto com o escarro? Sim ( ) Não ( )

Sistema hematológico
Sangra muito quando se corta? Sim ( ) Não ( )
Tem com frequência algum tipo de hemorragia? Sim ( ) Não ( )
Já teve anemia? Sim ( ) Não ( )

Sistema endócrino
Levanta-se muito à noite para urinar? Sim ( ) Não ( )
Tem tido muita sede? Sim ( ) Não ( )
Quando se corta, a cicatrização é demorada? Sim ( ) Não ( )
Tem algum problema de tireoide? Sim ( ) Não ( )
Se você é do sexo feminino, no momento está grávida? Sim ( ) Não ( )
Se você é do sexo feminino, no momento faz uso de algum método anticoncepcional? Sim ( ) Não ( ) Qual? _____
Sente dor nas articulações? Sim ( ) Não ( )

Sistema imunológico
Tem alguma alergia? Sim ( ) Não ( )
Tem alergia a algum remédio? Sim ( ) Não ( )
Tem ou teve problemas ao receber anestesia no dentista? Sim ( ) Não ( )

Sistema nervoso
Já teve convulsões? Sim ( ) Não ( )
Já fez tratamento para os nervos? Sim ( ) Não ( )
Toma medicamentos para os nervos? Sim ( ) Não ( )

Sistema geniturinário
Tem problemas de dores constantes nos rins? Sim ( ) Não ( )
Tem dores e/ou sangramentos aos urinar? Sim ( ) Não ( )
Levanta-se muito à noite para urinar? Sim ( ) Não ( )

Sistema digestivo
Tem mau hálito? Sim ( ) Não ( )
Tem dor de estômago frequentemente? Sim ( ) Não ( )
Já ficou com a pele e os olhos amarelos? Sim ( ) Não ( )
Tem algum problema no fígado? Sim ( ) Não ( )

Sistema osteoarticular
Tem dores nas articulações? Sim ( ) Não ( )
Tem ou teve febre reumática? Sim ( ) Não ( )

Doenças infecciosas
Já recebeu transfusão de sangue? Sim ( ) Não ( )
Faz ou já fez uso de drogas? Sim ( ) Não ( )
Tem ou já teve alguma conduta de risco? Sim ( ) Não ( )
É ou foi portador de alguma das doenças infectocontagiosas citadas abaixo?
Hepatite ( )   Tuberculose ( )   HIV positivo ( )   Herpes simples ( )   Sífilis ( )   HPV ( )

Eu, _____, R.G. _____ declaro que respondi corretamente às questões acima sobre meu estado de saúde, não omitindo nenhuma informação.

São Paulo, _____ de _____ de 2_____.

_____
Assinatura

UNIVERSIDADE DE SÃO PAULO
FACULDADE DE ODONTOLOGIA
DEPARTAMENTO DE ESTOMATOLOGIA
DISCIPLINA DE CLÍNICA INTEGRADA

DATA: _____/_____/_____
REG. GERAL Nº _____
ALUNO _____
CURSO/SEMESTRE _____ ANO _____
PROFESSOR _____

ANAMNESE

Identificação
Nome: _____
RG: _____ Data de nascimento: ___/___/_____ Idade: _____ Meses: _____
Etnia: ( ) leucoderma   Estado civil: ( ) casado   Gênero: ( ) masculino
         ( ) melanoderma   ( ) solteiro   ( ) feminino
         ( ) xantoderma   ( ) outros _____

Procedência: (natural): _____ Estado: _____
Residência _____ CEP: _____ UF: _____
Telefone: _____ Telefone de recado: _____
Profissão: Atual: _____ Anterior: _____
Pressão arterial: _____ x _____ Dia: ___/___/_____. Obs. _____
Pressão arterial: _____ x _____ Dia: ___/___/_____. Obs. _____
Pressão arterial: _____ x _____ Dia: ___/___/_____. Obs. _____

Tratamento médico atual: ( ) Sim   ( ) Não
Qual? _____
Nome do médico/Serviço de saúde: _____
Telefone para contato: _____
Medicamentos prescritos: _____
_____
Medicamentos utilizados sem acompanhamento médico: _____

Antecedentes familiais:
( ) Diabetes   ( ) Doenças cardiovasculares   ( ) Neoplasias   ( ) Alergias   ( ) Outros _____
Grau de parentesco: _____

História médica: interpretação do questionário (anotar nos respectivos sistemas os tópicos e destaques que julgar importantes)
Sistema cardiovascular _____
Sistema respiratório _____
Sistema hematológico _____
Sistemas nervoso e muscular _____
Sistema osteoarticular _____
Sistema renal _____
Sistema gastrintestinal _____
Sistema geniturinário _____
Sistema endócrino _____
Sistema imunológico _____
Doenças infecciosas _____
Neoplasias _____
_____
_____

Queixa principal e história odontológica
Qual sua queixa principal ou o motivo pelo qual procurou esta faculdade? _____
Tem dificuldade na mastigação de alimentos?   Sim ( ) Não ( )
Tem algum dente sensível?   Sim ( ) Não ( )
Sua gengiva sangra com facilidade?   Sim ( ) Não ( )
Já teve ferida nos lábios ou na língua que demoraram a melhorar?   Sim ( ) Não ( )
Tem dificuldade em abrir a boca?   Sim ( ) Não ( )
Sente o rosto cansado pela manhã (ao acordar)?   Sim ( ) Não ( )
Costuma ranger ou apertar os dentes?   Sim ( ) Não ( )
Sente estalos quando mastiga?   Sim ( ) Não ( )
Quando foi a última vez que esteve no dentista?   Sim ( ) Não ( )

Hábitos

• Higiene bucal: Frequência: ( ) Uma ( ) Duas ( ) Três ( ) Mais vezes ao dia

Recursos: ( ) Escova ( ) Fio dental ( ) Creme dental ( ) Enxaguatório bucal ( ) Outros: _____

• Alimentação/dieta:

Costuma comer entre as refeições: ( ) Sim ( ) Não ( ) Às vezes

Dieta rica em: ( ) Açúcares ( ) Gorduras ( ) Carboidratos ( ) Vegetais e legumes ( ) Proteínas

• Outros hábitos (morder objetos como lápis, agulhas e linhas): _____

• Hábitos nocivos:

	Frequência	Quantidade	Observações
Tabagismo			
Etilismo			
Outros			

EXAME FÍSICO EXTRABUCAL

Assimetrias: ( ) Sim ( ) Não   Região: _____

Palpação de linfonodos:

( ) Características de normalidade
( ) Características inflamatórias (doloroso, móvel e liso)
( ) Características neoplásicas (ausência de sensibilidade dolorosa, fixo e irregular)
Região/localização: _____

EXAME INTRABUCAL

Alterações encontradas em:

(1) Lábios   (2) Mucosa labial   (3) Mucosa jugal   (4a) Língua (dorso)   (4b) Língua (ventre)
(5) Soalho da boca (6a) Palato duro   (6b) Palato mole   (7) Orofaringe   (8) Glândulas salivares

Alteração encontrada: ( ) _____ ( ) _____ ( ) _____

Periodonto de proteção (gengiva):

• Cor: ( ) Rósea ( ) Opaca ( ) Avermelhada ( ) Arroxeada ( ) Brilhante
  Obs.: _____

• Textura: ( ) Pontilhada (casca de laranja) ( ) Lisa ( ) Ulcerada
  Obs.: _____

• Forma:

Margem gengival: ( ) Contorno irregular   ( ) Contorno regular

Papila interdental: ( ) Piramidal   ( ) Inversão   ( ) Col

Faixa de gengiva inserida: ( ) Presente   ( ) Ausente

Região/observações: _____

Risco de patologia periodontal (PSR)

Sextante inicial

Data: ____/____/_____

Sextante inicial

Data: ____/____/_____

(Obs.: Se houver mais de 2 sextantes código 3 ou 1 sextante código 4, utilizar ficha de periograma.)

Índice de placa (O'LEARY)

8	7	6	5	4	3	2	1	1	2	3	4	5	6	7	8

8	7	6	5	4	3	2	1	1	2	3	4	5	6	7	8

Inicial: ____/____/_____   Índice % _____   Final ____/____/_____   Índice % _____
Obs.: _____

ODONTOGRAMA (Inicial)

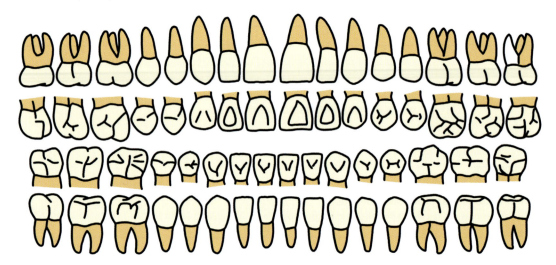

Legenda **Azul:** tratamento satisfatório **Vermelho:** necessidade de tratamento
         Preto: dente ausente   **Verde:** tratamento realizado

18		38	
17		37	
16		36	
15		35	
14		34	
13		33	
12		32	
11		31	

21		41	
22		42	
23		43	
24		44	
25		45	
26		46	
27		47	
28		48	

ODONTOGRAMA (Final)

EXAME OCLUSAL

OC: Contato prematuro	( ) Não	( ) Sim	Dentes: ___ x ___ / ___ x ___ / ___ x ___ / ___ x ___	
RC: Contato prematuro	( ) Não	( ) Sim	Dentes: ___ x ___ / ___ x ___ / ___ x ___ / ___ x ___	
	( ) OC = RC	( ) OC ≠ RC		

Protrusão: Interferência   ( ) Não   ( ) Sim   Dentes: ___ x ___ / ___ x ___ / ___ x ___ / ___ x ___

Lateralidade direita:

Interferência   Trabalho: ( ) Não   ( ) Sim   Dentes: ___ x ___ / ___ x ___ / ___ x ___ / ___ x ___

Balanceio: ( ) Não   ( ) Sim   Dentes: ___ x ___ / ___ x ___ / ___ x ___ / ___ x ___

Guia: ( ) Canina   ( ) Grupo   ( ) Outro

Lateralidade esquerda:

Interferência   Trabalho: ( ) Não   ( ) Sim   Dentes: ___ x ___ / ___ x ___ / ___ x ___ / ___ x ___

Balanceio: ( ) Não   ( ) Sim   Dentes: ___ x ___ / ___ x ___ / ___ x ___ / ___ x ___

Guia: ( ) Canina   ( ) Grupo   ( ) Outro

Facetas de desgastes: ( ) Abrasão   ( ) Abfração   ( ) Erosão

Má posição dentária: ( ) Não   ( ) Sim

DVR = _____ mm   DVO = _____ mm   (DVO = DVR - 3 mm)

EXAME DA ATM

Palpação   Direita: ( ) Assintomático   ( ) Sintomático

Esquerda: ( ) Assintomático   ( ) Sintomático

Ausculta   Direita: ( ) Estalo   ( ) Crepitação

Esquerda: ( ) Estalo   ( ) Crepitação

Grau de mobilidade: ( ) Normal   ( ) Alterada

Desvio: ( ) Direito   ( ) Esquerdo

EXAME DA MUSCULATURA   (0 - assintomático   1 - sensibilidade   2 - dor   3 - dor intensa)

Masseter	Masseter	Temporal	Temporal	Temporal	Pterigoideo	Pterigoideo
Superficial	Profundo	Anterior	Medio	Posterior	Externo	Interno
D ( ) E ( )	D ( ) E ( )	D ( ) E ( )	D ( ) E ( )	D ( ) E ( )	D ( ) E ( )	D ( ) E ( )

Paciente: ( ) Sintomático   ( ) Assintomático

Planejamento oclusal

( ) Confecção e instalação de placa miorrelaxante
( ) Confecção e instalação de JIG
( ) Ajuste oclusal   Dentes: ___ x ___ / ___ x ___ / ___ x ___ / ___ x ___
( ) Aumento de dimensão vertical
( ) Exodontia   Dentes: ___ / ___ / ___ / ___ / ___ / ___ / ___ / ___
( ) Movimentação/correção ortodôntica   Dentes: ___ / ___ / ___ / ___ / ___ / ___ / ___ / ___
( ) Cirurgia ortognática

EXAMES COMPLEMENTARES

Modelos de estudo

Registros: Distância intercondilar   ( ) 1   ( ) 2   ( ) 3

Inclinação condilar   Direita: _____   Esquerda: _____

Ângulo de bennet   Direita: _____   Esquerda: _____

Montagem dos modelos em articulador   ( ) O.C.   ( ) R.C.

Método de obtenção de RC   ( ) JIG de Lucia   ( ) Manipulação   ( ) Deglutição   ( ) Outros _____

( ) Facetas de desgastes   Dentes _____

Más posições dentárias:

( ) Inclinações   Dentes _____

( ) Extrusões   Dentes _____

( ) Giroversões   Dentes _____

Altura para a montagem de dentes: ( ) Ausente   ( ) Presente
Desvio de linha media: ( ) Ausente   ( ) Presente
Sobremordida _____ mm   Sobresaliência _____ mm
Mordida: ( ) Aberta   ( ) Cruzada   ( ) Profunda

Imaginologia odontológica – indicação

( ) Periapical _____

( ) Interproximal _____

( ) Panorâmica _____

( ) Outros: _____

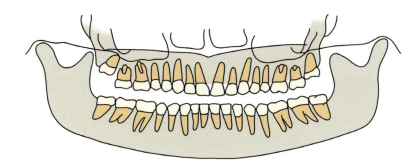

01 - Imagem radiolúcida na coroa	28 - Rarefação óssea
02 - Falta de ponto de contato	29 - Cisto de erupção
03 - Imagem radiolúcia na raiz	30 - Osteomielite
04 - Dentina secundária	31 - Aspecto tumoral
05 - Nódulo pulpar	32 - Aspecto radiográfico normal
06 - Mineralização pulpar	33 - Fratura de coroa / raiz
07 - Cálculo salivar	34 - Raiz
08 - Sialolito	35 - Raiz residual
09 - Restauração	36 - Anomalia radicular da coroa
10 - Canal obturado	37 - Raiz supranumerária
11 - Excesso	38 - Hipercementose
12 - Falta	39 - Anquilose
13 - Polpotomia	40 - Odontoma
14 - Apicetomia	41 - Dente supranumerário
15 - Lesão endo-perio. de furca	42 - Corpo estranho
16 - Reabsorção radicular interna / externa	43 - Condensação óssea
17 - Arredondamento apical	44 - Dente incluso
18 - Reabsorção alveolar	45 - Dente impactado
19 - Reabsorção alveolar vertical	46 - Dente incluso / impactado
20 - Reabsorção alveolar horizontal	47 - Dente em formação
21 - Defeito ósseo	48 - Dente em erupção
22 - Aumento de espaço pericementário	49 - Erupção precoce / retardada
23 - Rarefação óssea periapical circunscrita	50 - Anodontia / agenesia
24 - Rarefação óssea periapical difusa	51 - Fusão / geminação / concrescência
25 - Rarefação óssea periapical com aspecto cístico	52 - Odontodisplasia
26 - Rarefação óssea com aspecto cístico	53 - Cíngulo hipertrofiado
27 - Rarefação óssea lateral	54 - *Dens in dente*

55 - Mesio – dens
56 - Microdontia / macrodontia
57 - Taurodontia
58 - Migração
59 - Tranposição
60 - Giroversão
61 - Mesio / supraversão
62 - Disto / infraversão
63 - Mesio / distoangular
64 - Tranverso
65 - Invertido
66 - Falta de espaço
67 - Dentição mista / decídua
68 - Rizólise / rizogênese
69 - Hipoplasia do esmalte / dentina
70 - Abrasão / atrição / erosão
71 - Trepanação coronária / radicular
72 - Implante
73 - Ligadura metálica
74 - Ausência do elemento dental
75 - Alvéolo em reparação
76 - Fóvea
77 - Atrofia por desuso
78 - Extensão alveolar do seio maxilar
79 - Formação polipoide / mucocelete
80 - Indicada periapical / oclusal
81 - _____

Vitalidade pulpar:
Características da dor / dente

	Dente: _____		Dente: _____		Dente: _____	
Sede	( ) Localizada	( ) Difusa	( ) Localizada	( ) Difusa	( ) Localizada	( ) Difusa
Duração	( ) Curta	( ) Longa	( ) Curta	( ) Longa	( ) Curta	( ) Longa
Frequência	( ) Intermitente	( ) Contínua	( ) Intermitente	( ) Contínua	( ) Intermitente	( ) Contínua
Aparecimento	( ) Provocado	( ) Espontâneo	( ) Provocado	( ) Espontâneo	( ) Provocado	( ) Espontâneo
Intensidade	( ) Leve ( ) Moderada ( ) Severa		( ) Leve ( ) Moderada ( ) Severa		( ) Leve ( ) Moderada ( ) Severa	

Quantificação: (0-3) (4-7) (8-10)

Testes térmicos:

	Dente: _____		Dente: _____		Dente: _____	
Frio	( ) Alívio	( ) Estímulo	( ) Alívio	( ) Estímulo	( ) Alívio	( ) Estímulo
Calor	( ) Alívio	( ) Estímulo	( ) Alívio	( ) Estímulo	( ) Alívio	( ) Estímulo

EXAMES LABORATORIAIS

Anatomopatológico (local, tamanho, aspecto da lesão, tipo de biópsia, fixador):
_____
_____

Citológico (local, tamanho, aspecto da lesão):
_____
_____

Exames laboratoriais (exame de sangue e urina, provas bacteriológicas e sorológicas, perfis bioquímicos, sensibilidades por contato e outros):
_____
_____

Aluno:					Semestre:
Professor:					
Paciente:				Nº Matrícula:	
Ano:		**Tratamento executado**			
Data	Fase			Código	Professor

Aluno:				Semestre:	
Professor:					
Paciente:				Nº Matrícula:	
Ano:		Tratamento executado			
Data	Fase			Código	Professor

Aplicação clínica de medicamentos em odontologia

2

RODNEY GARCIA ROCHA
WALDYR ANTÔNIO JORGE
MARIO SÉRGIO SOARES

JOSÉ LEONARDO SIMONE
CARLOS ALBERTO ADDE
FLÁVIO EDUARDO GUILLIN PEREZ
MARCELO MUNHÓES ROMANO

A aplicação clínica de medicamentos ou terapêutica medicamentosa em odontologia objetiva orientar os estudantes à **permanente atualização** a respeito dos medicamentos, que são um suporte à clínica.

Neste capítulo, serão abordados de forma prática os vários grupos de medicamentos, principalmente aqueles mais relacionados ao dia a dia da odontologia, destacando-se:

- analgésicos e anti-inflamatórios;
- antibióticos;
- anestésicos locais;
- medicamentos para o controle da ansiedade e do medo em relação ao tratamento odontológico (benzodiazepínicos).

Convém salientar que o objetivo deste capítulo é apresentar um resumo dos principais medicamentos, seus efeitos farmacológicos, a maneira de prescrevê-los, os possíveis efeitos indesejados e as contraindicações. Para mais informações, é necessário consultar compêndios, livros especializados, publicações em periódicos e fontes eletrônicas sobre terapêutica medicamentosa e farmacologia.

Abordamos os medicamentos pelo nome da substância química (nome genérico) e suas concentrações. Em cada medicamento, apresentamos um exemplo de nome de referência (ou marca comercial).

OBJETIVOS DE APRENDIZAGEM

- Prescrever corretamente os medicamentos de suporte ao tratamento odontológico

CONTROLE DA DOR E DA INFLAMAÇÃO

Situações clínicas frequentemente envolvem a presença de dor. Essas situações requerem dos profissionais precisão no diagnóstico clínico,

> **LEMBRETE**
>
> A dor de origem dental ou em tecidos anexos é quase sempre de caráter inflamatório agudo.

experiência nas diversas formas de tratamento local e conhecimento adequado para a correta prescrição de medicamentos.

A dor de origem dental ou em tecidos anexos é quase sempre de **caráter inflamatório agudo**. Ainda nos quadros de dor odontológica de qualquer origem, a terapêutica clínica (procedimentos locais adequados) é fundamental e necessária, pois, por melhor que sejam os medicamentos, por si sós não conseguirão aliviar ou suprimir a dor.

A prescrição de medicamentos **analgésicos anti-inflamatórios** é de grande valia. Tais medicamentos geralmente atuam como medicação de suporte, aliviando a dor e proporcionando uma melhor qualidade na recuperação do paciente.

Diversas especialidades farmacêuticas fazem parte desse grupo de medicamentos que promovem analgesia, controlam e modulam o processo inflamatório; alguns grupos também têm ação sobre o controle da temperatura corpórea. Encontramos na literatura médica diversas classificações propostas e, neste capítulo, apresentamos uma classificação que divide os medicamentos de acordo com a ação principal do princípio ativo, assim como sua indicação clínica apropriada.

Além desses grupos, temos também à disposição os medicamentos **analgésicos associados a relaxantes musculares**, que poderão ser prescritos quando se deseja um efeito relaxante.

O Quadro 2.1 apresenta os principais analgésicos e anti-inflamatórios usados em odontologia. Tais medicamentos serão detalhados nas seções seguintes:

QUADRO 2.1 – PRINCIPAIS ANALGÉSICOS E ANTI--INFLAMATÓRIOS USADOS EM ODONTOLOGIA

Analgésicos anti-inflamatórios (AINEs)	
Não seletivos (ciclo-oxigenase-2 - COX 2):	diclofenaco, piroxicam, ibuprofeno, loxoprofeno, meloxicam, nimesulida
Seletivos	celecoxibe, etoricoxibe
Analgésicos antitérmicos	paracetamol, dipirona, ácido acetilsalicílico, ibuprofeno (doses de ate 200 mg)
Analgésicos de ação central (opioides)	codeína, tramadol
Anti-inflamatórios corticosteroides	dexametasona, betametasona
Medicamentos associados	analgésicos+ anti-inflamatórios + miorrelaxantes

ANALGÉSICOS ANTI-INFLAMATÓRIOS (AINEs) NÃO SELETIVOS (COX 2)

- Diclofenaco potássico 50 mg: Cataflam®
- Diclofenaco sódico 50 mg: Voltaren®
- Ácido mefenâmico 500 mg: Ponstan®
- Piroxicam 20 mg: Feldene®
- Loxoprofeno 60 mg: Loxonin®
- Ibuprofeno 400 a 600 mg: Advil® 400 mg, Motrin®
- Meloxicam 7,5 e 15 mg: Movatec®
- Nimesulida 100 mg: Nisulid®

Observações:

- Todos esses medicamentos, por controlarem o processo inflamatório, apresentam uma atividade analgésica consequente.
- Esses medicamentos podem provocar irritação gástrica com frequência.
- O uso desses medicamentos na maioria dos procedimentos clínicos e cirúrgicos em odontologia não deve ultrapassar o período de 3 a 5 dias, quando condições normais de reparação estão ocorrendo.
- Alguns dos produtos citados são apresentados para uso infantil, podendo ser utilizados com critério nessa faixa etária.
- Esses medicamentos provocam grande retenção hídrica e de sódio, portanto estão contraindicados para pacientes **hipertensos**, pois podem aumentar a pressão arterial.
- Nenhum desses compostos é recomendado durante a **gestação.**
- Os AINEs classificados como não seletivos inibem a formação de mediadores químicos da inflamação (bloqueio da enzima ciclo-oxigenase-2) e a formação dos mediadores químicos fisiológicos, importantes na atividade normal de diferentes órgãos (ciclo-oxigenase-1 - COX 1). Assim, em teoria, podem produzir mais efeitos colaterais em diversos sistemas do organismo.

ANALGÉSICOS ANTITÉRMICOS

- Paracetamol 500 a 750 mg – Tylenol®, Sonridor®
- Dipirona sódica 500 mg – Novalgina®
- Ácido acetilsalicílico 500 mg – Aspirina®
- Ibuprofeno 200 mg – Advil®

Observações:

- Todos esses medicamentos podem ser usados quando se deseja o controle da dor.
- Todos esses medicamentos também podem ser usados como antitérmicos.

- Os medicamentos do grupo do paracetamol são os analgésicos indicados durante a gestação.
- Todos esses medicamentos são recomendados para crianças como analgésicos e antitérmicos e estão disponíveis na forma de suspensão, gotas ou comprimidos de uso infantil.
- Esses medicamentos não têm ação anti-inflamatória. Portanto, não são indicados para o controle do processo inflamatório.
- Aos pacientes alérgicos ao ácido acetilsalicílico, devem ser prescritos medicamentos do grupo do paracetamol.
- Deve-se evitar prescrever o ácido acetilsalicílico na semana anterior à realização de cirurgias, em razão da possibilidade de interferência na coagulação sanguínea.

ANALGÉSICOS ANTI-INFLAMATÓRIOS (AINEs) SELETIVOS

- Celecoxibe 100 e 200 mg – Celebra®
- Etoricoxibe 60 e 90 mg – Arcoxia®

Observações:
- Esses anti-inflamatórios são mais específicos, pois dificultam principalmente a formação de prostaglandinas que participam do processo inflamatório, inibindo principalmente a ciclo-oxigenase-2, com menor interferência sobre a ciclo-oxinagenase-1.
- Esses medicamentos apresentam ação prolongada, fato que facilita a prescrição e a administração.
- Por serem mais seletivos, esses medicamentos interferem pouco nas ações dos sistemas gastrintestinal, renal e cardiovascular.

A prescrição de AINEs seletivos por períodos curtos (1 semana) não provoca alterações na coagulação e nos vasos. Fatos graves podem ocorrer com o uso crônico.

Esses medicamentos fazem parte do grupo de controle especial; portanto, só podem ser prescritos com receita dupla carbonada, cuja primeira via ficará retida na farmácia.

ANALGÉSICOS DE AÇÃO CENTRAL (OPIOIDES)

Não associado:
- Cloridrato de tramadol 50 mg – Tramal®

Associados:
- Paracetamol 500 mg + fosfato de codeína 7,5 e 30 mg – Tylex®
- Cloridrato de tramadol 37,5 mg + paracetamol 325 mg – Ultracet®

Observações:
- Esses medicamentos são indicados quando é necessário um efeito analgésico maior.

LEMBRETE

Analgésicos de ação central fazem parte do grupo de medicamentos de controle especial, e só podem ser prescritos com receita dupla carbonada, cuja primeira via ficará retida na farmácia.

- Esses medicamentos podem levar à dependência quando utilizados por tempo prolongado.
- O Tylex® (codeína + paracetamol) é apresentado em duas formulações, com 7,5 e com 30 mg de fosfato de codeína, sendo o segundo de maior eficácia clínica.
- Esses medicamentos não devem ser prescritos durante a **gestação** e para **crianças.**

ANTI-INFLAMATÓRIOS CORTICOSTEROIDES

- Dexametasona 0,5 a 4 mg – Decadron®
- Betametasona 0,5 a 2 mg – Celestone®

Observações:
- Esses medicamentos são derivados do cortisol e, portanto, apresentam grande atividade anti-inflamatória. Podem ser indicados no pré-operatório em cirurgias mais invasivas, em doses únicas de 4 a 8 mg, com efeito na diminuição do edema e da dor pós-operatória.
- Esses medicamentos não são usados como rotina no controle da dor e da inflamação em odontologia, exceto nas condições de uso **pré-operatório**.
- Algumas medicações usadas no tratamento endodôntico contêm corticosteroides na sua composição.
- Nenhum desses compostos deve ser usado durante a **gestação.**
- Os corticosteroides estão contraindicados para pacientes **hipertensos** e **diabéticos**, pois retêm água e sódio no organismo (provocam aumento da pressão arterial) e ainda elevam o nível de glicose no sangue.

MEDICAMENTOS ANALGÉSICOS ASSOCIADOS A RELAXANTES MUSCULARES

- Paracetamol 300 mg + diclofenaco de sódio 50 mg + carisoprodol 125 mg + cafeína anidra 30 mg – Tandrilax®
- Dipirona sódica 300 mg + cafeína anidra 50 mg + citrato de orfenadrina 35 mg – Dorflex®

Observações:
- Esses medicamentos são associações e só devem ser usados se for necessário o efeito de relaxamento da musculatura esquelética (pequeno efeito sedante).
- O analgésico do Dorflex® é a dipirona; o do Tandrilax®, o paracetamol. Algumas formulações apresentadas têm cafeína na sua composição, que potencializa o efeito analgésico do fármaco.

- O Tandrilax® tem um anti-inflamatório na sua composição, além de um analgésico e um relaxante muscular.
- Nenhum desses compostos deve ser prescrito durante a **gestação** e para **crianças.**

Estão também disponíveis medicamentos que associam **analgésico (dipirona) com fármacos espasmolíticos e sedantes**. Seu uso em odontologia é indicado quando se deseja uma leve sedação do paciente para proporcionar um melhor pós-operatório, principalmente em intervenções cirúrgicas maiores:

- Dipirona sódica 500 mg + cloridrato de prometazina 5 mg + cloridrato de adifenina 10 mg – Lisador®

Observações:

- O Lisador®, por sua composição, é sedante; assim, pode ser utilizado no pós-operatório cirúrgico, combatendo a dor e deixando o paciente mais relaxado. É apresentado na forma de comprimidos, gotas e solução injetável.

CONTROLE DA INFECÇÃO

As infecções bucodentárias geralmente se manifestam na presença de fatores predisponentes, como placa ou necrose pulpar.

Deve-se atuar nas infecções já estabelecidas, procurando sempre remover a causa por meio de manobras clínicas. Caso seja necessário auxílio terapêutico, o emprego de antibióticos deve ser realizado com critério e acompanhamento clínico.

Em algumas ocasiões especiais, o **uso profilático de antibióticos** será necessário para proteção e segurança em virtude de alguma alteração sistêmica do paciente e do tipo de procedimento clínico odontológico a ser realizado.

Nas próximas seções, serão descritos os seguintes medicamentos:

- Antibióticos de primeira escolha e largo espectro
- Antibióticos de primeira escolha e pequeno espectro
- Antibióticos indicados para pacientes alérgicos às penicilinas
- Antibióticos específicos
    - Infecções periodontais
    - Infecções fúngicas
- Profilaxia antibiótica em pacientes comprometidos

ANTIBIÓTICOS DE PRIMEIRA ESCOLHA E LARGO ESPECTRO

- Amoxicilina 500 mg – Amoxil®
- Ampicilina 500 a 1.000 mg – Binotal®

- Amoxicilina 500 mg + ácido clavulânico 125 mg – Clavulin®
- Amoxicilina 250 mg + sulbactam 250 mg – Trifamox ibl®

Observações:
- Esses medicamentos são do grupo das penicilinas.
- Na maioria dos processos infecciosos bucodentais, esse grupo de **largo espectro** é a primeira indicação.
- A amoxicilina está disponível em diversas formas, como comprimidos, cápsulas e suspensão (uso infantil).
- No uso por via oral, em geral a duração do tratamento de processos infecciosos odontogênicos é de 7 dias.
- Na prescrição por via oral, as reações em geral não são graves, e a suspensão do medicamento resolverá o problema.
- Em geral, deve-se **evitar o consumo de álcool** concomitante ao uso de antibióticos, pois pode ocorrer interferência no metabolismo desses medicamentos.
- A associação de acido clavulânico e/ou sulbactam nas especialidades descritas tem a função de diminuir a inativação do antibiótico, que pode ocorrer pela presença de bectalactamases produzidas por bactérias encontradas nas infecções odontogênicas, principalmente os estafilococos. Muitos insucessos no tratamento de infecções odontogênicas com penicilinas podem estar relacionados à ausência dessa associação.

Entre 10 e 15% da população é **alérgica** a esses antibióticos. As reações podem ser graves, principalmente no uso injetável. O paciente alérgico a uma penicilina é sensível a todas.

ANTIBIÓTICOS DE PRIMEIRA ESCOLHA E PEQUENO ESPECTRO

- Fenoximetilpenicilina potássica 500.000 UI: PEN VE®
- Oxacilina sódica 500 mg

Observações:

Esses medicamentos são do grupo das penicilinas.
- O uso desses medicamentos de **pequeno espectro** é interessante, pois interfere menos na flora bacteriana normal. Contudo, seu uso não é muito frequente na prática clínica.
- O uso por via oral durante 7 dias em geral não acarreta reações graves, e a suspensão do medicamento resolverá o problema.
- Deve-se **evitar o consumo de álcool** durante o tratamento com antibióticos, pois pode ocorrer interferência no metabolismo desses medicamentos.
- A oxacilina sódica está disponível no nosso mercado como medicamento genérico e na forma injetável.

Entre 10 e 15% da população pode ser alérgica a esses antibióticos. Essas reações podem ser graves, principalmente no uso injetável. O paciente alérgico a uma penicilina é sensível a todas.

ANTIBIÓTICOS INDICADOS PARA PACIENTES ALÉRGICOS ÀS PENICILINAS

- Cloridrato de clindamicina 300 mg – Dalacin C®
- Cloridrato de lincomicina 500 mg – Frademicina®
- Azitromicina diidratada 500 mg – Zitromax®
- Cefaclor monoidratado 500 mg – Ceclor®
- Cefalexina monoidratada 500mg – Keflex®

Observações:

- Esses medicamentos podem ser substitutos das penicilinas em qualquer tipo de infecção bucodentária.
- A clindamicina e a lincomicina são boas opções na prescrição nas infecções ósseas.
- Em geral, deve-se **evitar o consumo de álcool** concomitante ao uso de antibióticos, pois pode ocorrer interferência no metabolismo desses medicamentos.
- A azitromicina é um antibiótico que fornece comodidade posológica (uma dose ao dia por 5 dias) e é apresentada na forma de comprimidos e suspensão oral.
- A clindamicina, como os outros antibióticos, pode induzir a ocorrência de diarreia. Estudos na literatura correlacionam o seu uso com episódios de colite pseudomebranosa aguda, reação que pode ser grave.

> **ATENÇÃO**
>
> Embora as cefalosporinas (cefaclor e cefalexina) possam ser utilizadas como substitutos das penicilinas, atenção especial deve ser dada ao fato de que, por semelhança na estrutura química dessas substâncias, pacientes alérgicos às penicilinas podem também ser alérgicos às cefalosporinas.

ANTIBIÓTICOS ESPECÍFICOS NAS INFECÇÕES PERIODONTAIS

- Metronidazol 250 e 400 mg – Flagyl®
- Cloridrato de doxiciclina 100 mg – Vibramicina®

Uso concomitante:

- Metronidazol 250 mg – Flagyl® +
- Amoxicilina 500 mg + ácido clavulânico 125 mg – Clavulin®

Observações:

- O metronidazol é um quimioterápico, e não um antibiótico, pois não tem origem a partir de microrganismos. Mostra excelentes resultados nas infecções periodontais.
- O cloridrato de doxiciclina (derivado da tetraciclina) pode ser uma boa opção no tratamento medicamentoso da periodontite juvenil (tempo de tratamento de 14 a 21 dias).

> **ATENÇÃO**
>
> Deve-se evitar o consumo concomitante de metronidazol e bebidas alcoólicas. Náuseas e enjoo são frequentes após essa associação.

- O esquema posológico que associa metronidazol com amoxicilina e ácido clavulânico em pó por 7 a 10 dias é uma excelente opção na terapia medicamentosa associada aos procedimentos clínicos em pacientes periodontais crônicos.
- O cloridrato de doxiciclina não deve ser indicado para **crianças** de até 12 anos, pois pode determinar alterações no esmalte e na dentina (manchas e malformação) de forma irreversível.

ANTIBIÓTICOS ESPECÍFICOS NAS INFECÇÕES FÚNGICAS

- Nistatina 500.000 UI – Micostatin®
- Cetoconazol 200 mg – Nizoral®

Observações:

- A nistatina é apresentada sob a forma de suspensão e drágeas, sendo indicada para tratamento local e sistêmico.
- O cetoconazol é apresentado na forma de comprimidos e é utilizado no tratamento médico das doenças fúngicas que podem acometer a pele e as mucosas.
- Esses medicamentos são utilizados nos casos de candidose. Na presença de candidose bucal, deve-se pesquisar sua possível causa sistêmica.

PROFILAXIA ANTIBIÓTICA EM PACIENTES COMPROMETIDOS SISTEMICAMENTE

Alguns pacientes com comprometimento sistêmico, considerando a necessidade do uso de antibióticos na profilaxia de infecções das feridas cirúrgicas, devem receber a seguinte indicação:

- Amoxicilina 500 mg – Amoxil®
- Ampicilina 500 a 1.000 mg – Binotal®
- Cloridrato de clindamicina 300 mg – Dalacin C®
- Azitromicina diidratada 500 mg – Zitromax®

Observações:

- Esquemas terapêuticos: atualmente, tem sido recomendada dose única de 2 g (4 compridos ou cápsulas) de amoxicilina 1 hora antes do procedimento em pacientes adultos.
- Na impossibilidade do uso por via oral, a ampicilina por via intramuscular é a opção.
- A clindamicina (2 comprimidos, 600 mg) ou a azitromicina (500 mg), também em dose única entre 30 minutos e 1 hora antes do procedimento, podem ser indicadas aos pacientes alérgicos às penicilinas.

PROFILAXIA: Devem receber tratamento profilático os seguintes pacientes:

- portadores de prótese cardíaca ou articular;
- imunodeprimidos ou tratados por corticosteroides por longo tempo;
- pacientes irradiados;
- portadores de doenças autoimunes;
- pacientes com diabetes não controlado.

ANESTÉSICOS LOCAIS: INDICAÇÕES CLÍNICAS

Suprimindo reversivelmente a sensibilidade dolorosa em uma área do organismo, atualmente os anestésicos locais disponíveis na clínica odontológica são derivados do grupo amida, o que os torna muito seguros quanto à capacidade de produzir algum tipo de reação alérgica nos pacientes.

A seguir, serão descritos os tipos de anestésicos mais indicados para:

- Pacientes sadios (normorreativos)
- Pacientes com problemas cardiovasculares e respiratórios
- Pacientes diabéticos
- Gestantes
- Pacientes medicados com antidepressivos
- Pacientes medicados com anti-hipertensivos
- Anestesia na presença de processo inflamatório

PACIENTES SADIOS (NORMORREATIVOS)

- Lidocaína a 2% + epinefrina – Alphacaine 100®
- Lidocaína a 2% + fenilefrina – Novocol®
- Mepivacaína a 2% + epinefrina – Mepiadre 100®
- Mepivacaína a 2% + norepinefrina – Mepinor®
- Articaína a 4% + epinefrina – Articaína 100® e 200®
- Prilocaína a 3% + felipressina – Prilonest® 3%
- Mepivacaína a 3% – Mepisv®

Observações:

- Todos esses anestésicos locais apresentam vasoconstritores, exceto o Mepisv®.

- O anestésico local sem vasoconstritor, além de ser pouco eficaz, provoca anestesia de efeito muito fugaz; por isso, é pouco indicado para os procedimentos odontológicos.
- O Mepisv®, embora não associe um vasoconstritor, é uma boa opção clínica, pois sua base anestésica (mepivacaína a 3%) tem efeito vasodilatador menor do que as outras bases; assim, ele promove uma anestesia local adequada para procedimentos de curta duração ou quando há contraindicação absoluta ao uso de adrenalina (epinefrina).
- A articaína tem como característica principal um rápido início de ação, e sua base anestésica apresenta uma maior difusão no tecido ósseo.
- Os anestésicos locais não provocam alterações do sistema nervoso central, cardiovascular ou respiratório, desde que se respeitem as doses recomendadas e não ocorram injeções acidentais intravasculares durante o procedimento.

> **ATENÇÃO**
> Em geral, no atendimento odontológico, a quantidade de anestésico local segura poderá ser no máximo de 6 a 8 tubetes de 1,8 mL.

 Todo anestésico local deve ser administrado de forma lenta (± 2 min), principalmente para evitar acidentes cardiovasculares.

PACIENTES COM PROBLEMAS CARDIOVASCULARES E RESPIRATÓRIOS

- Lidocaína 2% + epinefrina – Alphacaine 100®
- Prilocaína 3% + felipressina – Prilonest® 3%
- Mepivacaína 3% – Mepisv®

Observações:
- O **medo** e a **dor** podem levar os pacientes ao estresse, provocando efeitos cardiovasculares mais danosos.
- Deve-se utilizar de preferência Prilonest® a 3%, que contém um vasoconstritor (felipressina) não adrenérgico.
- Os anestésicos locais sem vasoconstritor provocam anestesia rápida, sendo pouco recomendados para o uso em odontologia.
- Mepisv® é atualmente o anestésico local sem vasoconstritor que apresenta efeito anestésico eficaz e mais duradouro, porque a base anestésica mepivacaína tem um menor efeito vasodilatador, o que facilita a permanência do fármaco no local da injeção.
- Em pacientes com história de alergia aos sulfitos e pacientes asmáticos, o anestésico local de eleição é o Prilonest® a 3%, que não contém esse conservante na sua composição.
- A lidocaína com epinefrina poderá ser usada, mas as injeções devem ser rigorosamente mais lentas – lembre que o vasoconstritor é a adrenalina (epinefrina), que pode provocar aumento da pressão arterial.

> **ATENÇÃO**
> As injeções de lidocaína com epinefrina devem ser rigorosamente mais lentas, pois podem provocar aumento da pressão arterial.

PACIENTES DIABÉTICOS

- Prilocaína a 3% + felipressina – Prilonest® 3%
- Mepivacaína a 3% – Mepisv®

Observações:
- Como rotina, deve-se utilizar Prilonest® a 3%, que contém vasoconstritor não adrenérgico.
- O anestésico local Mepisv® (sem vasoconstritor) é também uma boa indicação, principalmente para procedimentos de curta duração.
- O estresse poderá triplicar (ou mais) o nível circulante de adrenalina, determinando um aumento significativo do nível de glicose circulante.

LEMBRETE

Pacientes com diabetes descompensados não devem ser tratados na rotina odontológica sem avaliação e controle médico. No atendimento de urgência, os anestésicos citados podem ser utilizados.

GESTANTES

- Lidocaína a 2% + epinefrina – Alphacaine 100®
- Mepivacaína a 3% – Mepisv®

Observações:
- A base anestésica lidocaína é efetivamente o mais seguro dos medicamentos anestésicos locais.
- Mepisv® é uma boa opção clínica, pois promove uma anestesia local adequada para procedimentos de curta duração. Também é indicado quando há contraindicação absoluta ao uso de adrenalina (epinefrina).
- Não se deve utilizar lidocaína sem vasoconstritor, pois a absorção local da base anestésica é rápida (30 minutos) e, consequentemente, a sua concentração sanguínea será alta, tanto para a mãe como para o feto.
- O anestésico que contém o vasoconstritor felipressina (Prilonest® a 3%) não deverá ser utilizado, pois poderá determinar contrações uterinas.

PACIENTES MEDICADOS COM ANTIDEPRESSIVOS E COM ANTI-HIPERTENSIVOS

- Prilocaína a 3% + felipressina – Prilonest® 3%
- Mepivacaína a 3% – Mepisv®

Observações:
- A indicação direta é Prilonest® a 3%, que contém felipressina como vasoconstritor.

- A felipressina é um vasoconstritor que seguramente não altera a pressão arterial e a atividade cardíaca, não interferindo, portanto, no efeito farmacológico dos anti-hipertensivos.
- A felipressina também não interfere na atividade dos antidepressivos.
- O Mepisv® é uma boa opção clínica, pois promove uma anestesia local adequada para procedimentos de curta duração ou quando há contraindicação absoluta ao uso de adrenalina (epinefrina).

ANESTESIA NA PRESENÇA DE PROCESSO INFLAMATÓRIO

- Mepivacaína a 2% + epinefrina – Mepiadre 100®
- Mepivacaína a 2% + norepinefrina – Mepinor®
- Mepivacaína a 3% – Mepisv®

Observações:
- A presença de inflamação leva à queda do pH tecidual (pH ácido), que dificulta a dissociação e a penetração do anestésico na fibra nervosa.
- A anestesia local ocorre após a penetração da base anestésica no interior da fibra nervosa.
- A base anestésica mais eficaz em tecidos inflamados, com ou sem infecção, é a mepivacaína, em razão de suas características químicas. Apresenta menor Pka dentre as bases anestésicas, e assim sua dissociação e penetração na fibra nervosa ocorre mais facilmente nessa situação de pH ácido.

CONTROLE DA ANSIEDADE E DO MEDO EM RELAÇÃO AO TRATAMENTO ODONTOLÓGICO

Cerca de 40% da população não recebe cuidados odontológicos por causa de ansiedade e medo. Provavelmente, técnicas de mudança de comportamento – entre elas, conversas sobre o medo e a dor em odontologia, abordagem sobre experiências passadas e sobre a incapacidade e a perda do poder quando da atuação do profissional, redução de estímulos sonoros e relaxamento por meio de técnicas de psicoterapia – podem contribuir para a realização do tratamento odontológico.

Entretanto, a ansiedade e o medo podem também ser controlados por meio do uso da terapêutica medicamentosa. Dentre os medicamentos utilizados para esse fim, destacam-se os benzodiazepínicos.

BENZODIAZEPÍNICOS

- Diazepam 5 a 15 mg – Dienpax®, Valium®
- Alprazolam 0,25 a 0,5 mg – Frontal®
- Lorazepam 1 a 4 mg – Lorax®
- Midazolam 7,5 e 15 mg – Dormonid®

Observações:

- Todos esses medicamentos reduzem a ansiedade e o medo e são seguros.
- Deve-se iniciar o tratamento com a menor concentração (p. ex., Midazolam 7,5 mg) e, se necessário, aumentá-la.
- A via oral é a preferida. Todos os benzodiazepínicos iniciam seus efeitos farmacológicos em 60 minutos, no máximo.
- Há duas possibilidades de esquema posológico:
  - Um comprimido no dia anterior ao procedimento odontológico e outro comprimido meia hora antes do procedimento (no consultório).
  - Um comprimido uma hora antes do procedimento.
- As evidências científicas e clínicas mostram que tanto o midazolam como o alprazolam podem ser indicados para essa sedação.
- Os efeitos indesejados nas concentrações mencionadas incluem sonolência, amnésia (não lembrar do que ocorreu durante o procedimento) e diminuição da coordenação motora.
  Não levam à dependência (só em doses maiores por tempo prolongado).
- Esses medicamentos estão contraindicados para gestantes, portadores de glaucoma e de miastenia grave e crianças com deficiência mental.
- Pacientes sob tratamento com hipnóticos, antidepressivos e anticonvulsivantes não devem utilizar esses medicamentos sem um controle medico adequado.

LEMBRETE

Benzodiazepínicos só podem ser prescritos com a notificação de receita B (receita azul), sujeita a controle pelos órgãos de vigilância.

ANTISSÉPTICOS E DESINFETANTES – CONTROLE DE INFECÇÕES NO AMBIENTE ODONTOLÓGICO

O controle das infecções no ambiente de trabalho odontológico (infecções cruzadas) foi responsável por muitas inovações e melhorias na proteção dos pacientes e profissionais envolvidos no atendimento odontológico de rotina. Vários microrganismos e vírus – estafilococos, estreptococos, bacilos da tuberculose, citomegalovírus, vírus da hepatite, da imunodeficiência humana (HIV), entre muitos outros – presentes nas vias respiratórias superiores, na saliva e/ou sangue dos pacientes podem ser transmitidos para a equipe odontológica e para outros pacientes.

Felizmente, estratégias para o controle dessas infecções têm se mostrado eficazes na proteção contra agentes infecciosos. Os antissépticos e os desinfetantes são as principais substâncias químicas usadas como auxiliares nas estratégias de controle de infecção na prática odontológica. Associam-se, essencialmente, aos procedimentos de limpeza, desinfecção e esterilização dos materiais e instrumentais clínicos e cirúrgicos.

Embora a exposição prolongada dessas substâncias à temperatura ambiente possa teoricamente determinar alguma forma de esterilidade de alguns microrganismos, elas não substituem as técnicas clássicas de esterilização. Os antissépticos e desinfetantes reduzem gradualmente o número de microrganismos sobre os tecidos vivos e objetos inanimados, e a seleção desses produtos deve ser feita de acordo com sua capacidade de eliminar uma grande parte de microrganismos patogênicos e com o material a ser desinfetado.

Para o controle de infecção cruzada, deve-se proceder à avaliação do paciente (história médica e odontológica) e à redução do número de agentes patogênicos, para que os mecanismos normais de defesa do paciente possam evitar infecções. Além disso, é preciso considerar que todos os pacientes e instrumentais podem ser potenciais transmissores de doenças infecciosas. Portanto, pacientes e profissionais devem ser protegidos com barreiras mecânicas (luvas, máscaras, etc.), técnicas eficazes de esterilização (calor úmido – autoclave) e métodos químicos de antissepsia e desinfecção.

Os **antissépticos** são substâncias químicas que destroem ou impedem o crescimento de microrganismos, utilizadas especialmente para aplicações sobre tecidos vivos. Destacam-se os alcoóis, os halogênios (iodo), os fenóis, as biguanidas e os compostos de amônios (Quadro 2.2).

Os **desinfetantes** são agentes que impedem as infecções, evitando o crescimento ou destruindo os microrganismos, e são especialmente empregados e aplicados sobre superfícies e objetos inanimados (instrumentais). Os principais grupos são os aldeídos (formaldeídos e glutaraldeídos), os halogênios (cloro) e os ácidos paracéticos (Quadro 2.3).

Tanto os antissépticos quanto os desinfetantes não devem causar lesão ou irritação tecidual. Além de reduzir os microrganismos da pele ou mucosa, são também utilizados em feridas como agentes anti-infecciosos. Atuam por desnaturação das proteínas celulares, rompimento osmótico da célula (por meio da diminuição da tensão superficial da membrana celular) e interferência em processos metabólicos.

QUADRO 2.2 – ANTISSÉPTICOS

Derivados fenólicos Cresol, eugenol e paramonofenol	Os fenóis possuem a vantagem de ser eficientes na presença de material orgânico, e por isso são indicados quando é necessário remover completamente restos de tecidos e resíduos.
Hexaclorofeno Sabofen® Sabonetes de 50 e 100 mg	É o mais importante dos derivados fenólicos, utilizado para antissepsia cutânea e lavagem cirúrgica. Tem longa duração, e sua ação perdura até 3 dias em lavagens repetidas. Possui grande atividade contra bactérias Gram-positivas (maioria dos patógenos cutâneos), e sua ação sobre o bacilo da tuberculose é pequena.
	É pequena a possibilidade de determinar reações cutâneas.
	Não é indicado para recém-nascidos (neurotoxicidade).
Triclosan Stiefdrim® – Sabonetes Proderm® – Sabonete líquido	Apresenta atividade bactericida.
	Com eficácia semelhante à do hexaclorofeno, é utilizado em concentrações de até 1%.
	Nas concentrações entre 0,1 e 0,2%, poderá ser indicado em queimaduras superficiais e picadas de insetos.
	É utilizado no pré-operatório cirúrgico em lavagens repetidas.
Biguanidas **Clorexidina 2%** Solução aquosa ou alcoólica	Em soluções de 4%, são eficazes para lavagem cirúrgica (limpeza de pele). Eficazes também contra bactérias Gram-negativas e Gram-positivas, com exceção de fungos, bacilos da tuberculose, esporos e vírus da hepatite.
Chlorohex® (4%) Sabonete líquido	A solução de 0,12% (gluconato) está indicada como agente antiplaca e antigengivite.
Periogard® (0,12%) (Digluconato)	Pode ocorrer lesão tecidual local se aplicadas em tecido escoriado. Possuem pequeno potencial alergênico.
	São mal absorvidas no trato gastrintestinal e, em concentrações de 0,12%, podem causar manchas nos dentes, gosto amargo e ocasionalmente inflamação das parótidas, quando na forma de bochechos.
Agentes catiônicos e aniônicos (Composto do amônio quaternário) Catiônico – Cloreto de benzalcônio Cloreto de cetilpiridíneo	Apresentam eficácia contra bactérias Gram-positivas e fungos, com exceção de esporos, bacilos da tuberculose e vírus.
Cepacol® frasco 200 mL Aniônico – Sabões comuns	Os aniônicos (sabões comuns) estão indicados para uso doméstico.

▶

QUADRO 2.2 – ANTISSÉPTICOS (continuação)

Agentes oxidantes Peróxido de hidrogênio a 3% (10 v)	São considerados antissépticos que variam de leves a muito fortes.
	Atuam alterando o meio subgengival, tornando-o aeróbio, e por isso podem ser eficazes nas doenças periodontais, principalmente nos casos relacionados aos bastonetes Gram-negativos aeróbios com indicação mais restrita às emergências periodontais.
	O peróxido de hidrogênio é um antisséptico fraco quando aplicado nos tecidos. As peroxidases presentes nos tecidos inativam os peróxidos (efeito fugaz).
Halogênicos Liberadores de Iodo Iodo – povidona	O iodo é um dos elementos mais antigos para a aplicação na pele e mucosa, considerado um dos mais efetivos para bactérias Gram-positivas e Gram-negativas, bacilo da tuberculose, fungos e vários vírus. É inibido por matéria orgânica.
	Corroem metais, irritam a pele e causam manchas.
	São indicados para escovação cirúrgica (no preparo das mucosas), para anestesias e procedimentos cirúrgicos (extra e intraorais) e para a lavagem das mãos.

QUADRO 2.3 – DESINFETANTES

Formaldeídos Germikil® Formaldeído e quaternários de amônio em veículo alcoólico Germi-Rio® Formaldeído e quaternários de amônio em veículo alcoólico	Requerem que todas as superfícies contaminadas sejam limpas previamente para remover os restos de tecidos e sangue, permitindo o acesso do desinfetante às superfícies.
	Os formaldeídos apresentam ação lenta, de 6 horas a 4 dias. São utilizados em concentrações de 0,5 a 40%.
	Em restos de tecidos (matéria orgânica), podem ser inativados por proteínas.
	Como germicida, são utilizados na concentração de 40% para desinfecção de luvas e instrumentos cirúrgicos. São associados ao álcool ou outros compostos.
	São tóxicos para a pele e as mucosas (concentração de 2 a 8%).
	Podem causar reações alérgicas como dermatite eczematoide.
	Têm odor característico e são voláteis.

▶

QUADRO 2.3 – DESINFETANTES (*continuação*)

Glutaraldeído a 2% Cidex® 5 litros Glutaron® 5 litros	É superior ao formaldeído. Tem indicação para inativar esporos, bacilos da tuberculose, fungos e alguns vírus.
	Não interfere em plásticos e borrachas.
	Pode irritar pele e mucosas – por isso devem-se proteger as mãos com luvas grossas, e indica-se o uso de máscaras e óculos de proteção durante seu uso.

Halogênios
 	
Liberadores de cloro
Hipoclorito de sódio
  (1 e 5%)
Virucid®
  (1 e 5%)
  1 e 5 litros
	O cloro é liberado após transformar-se em ácido hipocloroso.

	O cloro é um potente germicida, exercendo ação antibacteriana e relativa ação antiviral.
	Dissolvem coágulos sanguíneos e restos necróticos.
	São irritantes para a pele e as mucosas e corrosivos para metais.
	Nas concentrações de 1%, são apropriados para a descontaminação de superfícies e ambientes, e na de 5%, são efetivos para destruir o vírus da hepatite B.
	São instáveis e devem ser guardados protegidos de luz e calor.
Ácido peracético	Atualmente, é o desinfetante mais indicado para materiais e instrumentais que não podem ser esterilizados em autoclaves.
	É bactericida, virucida e fungicida e deve ser usado por 30 minutos.
	Não danifica metais, não forma vapores e seu tempo de eficácia é bastante curto.
Álcool Álcool etílico hidratado a 70%	É dotado de graus variáveis de potência germicida.
	O álcool etílico é mais utilizado para a desinfecção de superfícies e a antissepsia da pele.
	Os alcoóis são bactericidas de baixa potência, destroem o bacilo da tuberculose e o vírus do herpes simples, mas são ineficientes para o vírus da hepatite B.
	O álcool a 70% utilizado na pele destrói 90% das bactérias cutâneas.
	Potencializa outros germicidas como a clorexidina, o iodo, os amônios quaternários e o hexaclorofeno.
	Não é a primeira indicação para desinfetante de superfícies, pois sofre evaporação rápida.
	Pode ser irritante para a pele.

FLÚOR – USO ODONTOLÓGICO

A avaliação do risco de cárie é um processo dinâmico.
O estabelecimento de abordagens adequadas e racionais para a prevenção e o controle dessa doença deve incluir controles mecânico e químico da placa bacteriana, consumo moderado de carboidratos fermentáveis e terapia fluoretada, os quais devem ser avaliados de acordo com o risco do paciente.

ESPECIALIDADES FARMACÊUTICAS

QUADRO 2.4 – PRINCIPAIS APRESENTAÇÕES DOS PRODUTOS À BASE DE FLÚOR

Duraphat®	É o verniz de fluoreto de sódio a 5%. Diminui 40%, em média, cárie dentária,e deve ser aplicado 2 vezes ao ano pelo profissional.
Fluordent®	É o fluoreto de sódio a 0,05%. Diminui 50%, em média, a cárie dentária. Deve ser usado diariamente, em bochechos vigorosos, durante 1 minuto.
Flúor tópico gel neutro®	É o fluoreto de sódio (NaF) a 2% na forma de gel. Diminui 40%, em média, a cárie dentária, e é um produto para aplicação tópica anual. Esta deve ser realizada durante 4 minutos pelo cirurgião-dentista.
Flutop®	É o fluorfosfato acidulado de sódio a 1,23%, na forma de gel. Diminui 30%, em média, a cárie dentária, e é um produto de aplicação tópica semestral. Esta deve ser realizada durante 1 a 4 minutos pelo cirurgião-dentista.
Pastas dentais com flúor	O uso diário diminui 24%, em média, a cárie dentária.

MANIPULAÇÕES

QUADRO 2.5 – MANIPULAÇÕES DO FLUORETO DE SÓDIO

Fluoreto de sódio 0,05%	Diminui 50%, em média, a cárie dentária, e deve ser usado diariamente durante 1 minuto, em bochechos vigorosos.
Fluoreto de sódio 0,2%	Diminui 30%, em média, a cárie dentária, e deve ser usado semanalmente durante 1 minuto, em bochechos vigorosos.
Fluoreto de sódio 1%	Diminui 83%, em média, a cárie dentária. Esse método só é utilizado em casos excepcionais, em pacientes com alta prevalência de cáries. Devem ser feitas duas aplicações tópicas diárias, durando 4 minutos cada, pelo período de uma semana. Os pacientes devem ser reavaliados periodicamente (p.ex., a cada 6 meses), e a aplicação tópica, eventualmente, repetida. O NaF 1% pode também ser usado via oral.
Fluoreto de sódio 2%	Diminui 40%, em média, a cárie dentária, e deve ser aplicado anualmente durante 4 minutos, na forma de aplicação tópica, pelo cirurgião-dentista.
Fluoreto de sódio 4%	O uso tópico por 4 minutos, durante algumas consultas, provoca dessensibilização do órgão dentário.

FÓRMULA PARA MANIPULAÇÃO

As fórmulas para manipulação incluem os seguintes componentes:

- Fluoreto de sódio (NaF) – na concentração desejada.
- Essência de menta – substância que dá o sabor ao medicamento.
- Nipagin – agente conservante do produto.
- Nipazol – agente conservante do produto.
- Álcool etílico – favorece a absorção do flúor pelo órgão dentário e é solvente dos conservantes.
- Água destilada qsp – acrescentar segundo o volume desejado

DOSES TERAPÊUTICAS

A dose terapêutica diária de íons flúor que deve ser ingerida está compreendida entre 0,05 e 0,07 mgF$^-$/kg de peso corporal.
A ingestão crônica de doses maiores pode provocar a fluorose dentária de dentes permanentes, principalmente entre os 3 e 6 anos de idade.

DOSES TÓXICAS

Os diversos compostos fluoretados liberam íons flúor (F$^-$) em diferentes quantidades e velocidades, de acordo com suas características químicas. Em vista desse fato, apresentamos inicialmente as doses tóxicas e a seguir os volumes ou quantidades que correspondem a essas doses dos compostos analisados. Não discutiremos as características de cada sal quanto à quantidade e à velocidade de liberar íons flúor.

- **Primeiros sinais de intoxicação**
  (5 mg de íons F$^-$/kg de peso corporal)

  Essa dose provoca mal-estar gastrintestinal, náuseas, vômitos e diarreia.

  Exemplo: criança de 30 kg.

  A dose será 30 kg x 5 mg = 150 mg de íons F$^-$

- **Dose que requer internação**
  (entre 5 e 35 mg de íons F$^-$/kg de peso corporal)

  Exemplo: criança de 30 kg

  A dose será 30 kg x 35 mg = 1.050 mg de íons F$^-$

 As doses acima de 5 mg de F$^-$/kg de peso corporal requerem internação, pois podem provocar alterações cardiovasculares e respiratórias que provocam diminuição da pressão arterial, queda da frequência cardíaca, diminuição da força de concentração do coração, alterações do eletrocardiograma e aumento da frequência respiratória, podendo levar o indivíduo à morte (5 mg F$^-$/kg = dose provável tóxica e 35 mg F$^-$/kg = dose certamente letal) (Tab. 2.1).

TABELA 2.1 – VOLUMES TÓXICOS DAS SOLUÇÕES DE FLUORETO DE SÓDIO (NaF)

Solução de NaF	Volume que corresponde a 5 mg/kg de íonf F-	Volume que corresponde a 35 mg/kg de íons F-
0,05%	600 mL	4.200 mL
0,20%	150 mL	1.050 mL
1,00%	30 mL	210 mL
2,00%	15 mL	105 mL
4,00%	7,5 mL	52,5 mL

Esses volumes foram calculados para uma criança de 10 anos de idade que pesa 30 kg. As doses são de 5 e 35 mg de íons F^-/kg de peso corporal, ou seja, a dose que provoca os primeiros sinais de intoxicação e a que requer internação, podendo levar o indivíduo à morte.

VOLUMES TÓXICOS DO FLUORFOSFATO ACIDULADO A 1,23% DE ÍONS FLÚOR (FLUORIDE GEL®)

12,3 mL : volume que corresponde a 5 mg/kg de íons F-

85,3 mL : volume que corresponde a 35 mg/kg de íons F-

Os volumes foram calculados para crianças de 10 anos de idade pesando cerca de 30 kg. As doses são de 5 e 35 mg de íons F^-/kg, ou seja, a dose que provoca os primeiros sinais de intoxicação e a que requer internação, podendo inclusive levar o indivíduo à morte.

HEMOSTÁTICOS EM ODONTOLOGIA

A hemostasia é um conjunto de mecanismos de defesa do organismo que, diante de uma agressão vascular, promove diversas alterações fisiológicas para conter o extravasamento sanguíneo, evitar que a coagulação se propague por todo o vaso e remover o coágulo formado após o cumprimento do seu papel.

Ao realizar uma anamnese criteriosa, o cirurgião-dentista poderá suspeitar de alguma enfermidade sistêmica que possa interferir no sistema da coagulação. Nesse caso, o encaminhamento ao médico deve preceder qualquer intervenção cirúrgica.

Assim, os hemostáticos de ação local devem ser os primeiros a ser usados, já que a situação requer ação imediata. Estes envolvem um conjunto heterogêneo de medidas terapêuticas que incluem ações físicas, químicas e biológicas (Quadro 2.6).

SAIBA MAIS

Na prática odontológica, as hemorragias decorrentes de cirurgias e/ou traumatismos são, em sua maioria, tratadas com medidas locais.

LEMBRETE

Medicamentos de uso sistêmico (coagulantes) têm pouca ou nenhuma indicação na odontologia.

QUADRO 2.6 – MEDIDAS TERAPÊUTICAS PARA A PROMOÇÃO DE HEMOSTASIA

Ações físicas	Compressão local
	Sutura
	Eletrocauterização
	Frio (gelo)
	Imobilização da região (cimento cirúrgico)
Ações químicas	Medicamentos de ação adstringente ou ligeiramente cáustica que coagulam as proteínas, ocasionando hemostasia
	Soluções hemostáticas: peróxido de hidrogênio 3% (10 volumes) e cloreto de alumínio
Ações biológicas	Uso de tampões absorvíveis
	Celulose regenerada oxidada – SURGICEL®
	Vasoconstritores

3

Urgências em odontologia

MARIA APARECIDA BORSATTI
ISABEL DE FREITAS PEIXOTO

SIBELE SARTI PENHA
INÊS A. BUSCARIOLO
CARINA DOMANESCHI

Este capítulo aborda medidas que visam aliviar sintomas dolorosos e/ou proporcionar o restabelecimento estético e funcional aos pacientes. Tomando como referência as evidências epidemiológicas do Setor de Urgência da Faculdade de Odontologia da Universidade de São Paulo (SUO-FOUSP), serão abordados o diagnóstico e o tratamento imediato das seguintes urgências odontológicas:

- urgências dolorosas agudas – causadas por inflamações e ou infecções do endodonto e do periodonto;
- urgências pós-cirúrgicas;
- urgências nas afecções da mucosa bucal;
- traumatismo dental.

OBJETIVOS DE APRENDIZAGEM

- Fornecer subsídios aos alunos sobre diagnóstico e tratamento das urgências odontológicas mais frequentes

URGÊNCIAS DOLOROSAS AGUDAS

Existe diferença entre os conceitos de emergência e urgência. **Emergência** é uma ocorrência que oferece risco à vida. **Urgência** é uma ocorrência que deve receber tratamento imediato para que se possa devolver o bem-estar ao paciente, mas não causa risco à vida.

Emergência

Ocorrência que oferece risco à vida.

Urgência

Ocorrência que deve receber tratamento imediato para que se possa devolver o bem-estar ao paciente, mas não causa risco à vida.

URGÊNCIAS CAUSADAS POR INFLAMAÇÕES E/OU INFECÇÕES DO ENDODONTO

As inflamações e/ou infecções do endodonto são provenientes de uma inflamação na polpa (patologia pulpar) ou no periápice (patologia periapical).

PATOLOGIAS PULPARES

Dependendo do estado de inflamação da polpa, que pode ser determinado pelo exame clínico, pela queixa do paciente e pelos resultados dos testes de vitalidade pulpar, podemos estar diante de uma inflamação pulpar reversível (pulpite reversível) ou irreversível (pulpite irreversível).

A) Pulpite reversível

O termo *reversível* implica uma situação que deve retornar ao normal com a remoção da causa. Neste contexto, o termo se aplica porque o tecido pulpar ainda não sofreu fenômenos degenerativos graves, além de a circulação sanguínea e a drenagem apical estarem conservadas.

As causas comuns de inflamação pulpar incluem agressões físicas, químicas ou bacterianas, das quais se destacam:

- cárie;
- procedimentos restauradores recentes;
- restaurações deficientes;
- trauma;
- túbulos dentinários expostos;
- raspagem periodontal.

Diante dessas agressões, a reação pulpar pode ser de uma **inflamação pulpar aguda ou crônica**. Assim, os vasos se dilatam a fim de oferecer maior fluxo sanguíneo, aumentando a quantidade de metabólitos na área afetada. Esse estágio inflamatório pode condicionar o tecido pulpar a responder com dor quando provocado por estímulos, como ingestão de doces, calor (eventualmente) e, sobretudo, frio. Histologicamente, acredita-se que há células reparadoras suficientes que permanecem dentro da polpa para permitir a recuperação do dano.

A pulpite reversível é caracterizada por dor de caráter intermitente, de curta duração, provocada por frio, calor ou ingestão de doces e, portanto, positiva aos testes térmicos, sendo exacerbada pelo frio de declínio rápido assim que o estímulo é removido, cessando com o uso de analgésicos. Os testes à percussão e à palpação apresentam resposta negativa. Ao exame radiográfico, frequentemente podem ser notadas lesões de cárie, restaurações extensas ou fraturadas. O periápice apresenta-se normal.

TRATAMENTO: O tratamento imediato consiste basicamente na remoção do agente irritante (causa). Geralmente, a pulpite reversível está associada com a lesão de cárie. Assim, anestesia-se o paciente e prossegue-se com a remoção da cárie e a colocação de uma restauração provisória.

Deve ser feita uma **adequada proteção pulpar** de acordo com a profundidade da cárie: se não for profunda, pode-se colocar um cimento de óxido de zinco e eugenol diretamente; se for profunda, deve-se realizar um capeamento pulpar indireto com cimento de hidróxido de cálcio – $Ca(OH)_2$ (Life®, HidroC®) antes do material restaurador provisório, que pode ser cimento de óxido de zinco e eugenol do tipo I ou II (IRM) ou cimento de ionômero de vidro.

ATENÇÃO

Dentes que serão restaurados posteriormente com resina composta deverão receber como restauração provisória um cimento de ionômero de vidro, e não de óxido de zinco e eugenol.

Se a causa da pulpite reversível for uma raspagem periodontal recente, um tratamento paliativo pode ser realizado (p. ex., uso de creme dental dessensibilizante e/ou aplicações tópicas de flúor).

Em caso de exposição pulpar durante a remoção da cárie em pacientes idosos, pode-se dar preferência a uma pulpectomia. Em pacientes jovens, pode-se fazer uma tentativa de capeamento pulpar direto com $Ca(OH)_2$ pró-análise (PA) e recobrir com cimento de $Ca(OH)_2$ (Life®, HidroC®).

B) Pulpite irreversível

Assim como na pulpite reversível, geralmente o agente causador da pulpite irreversível é a cárie, mas também podem ser procedimentos restauradores deficientes ou trauma. A pressão intrapulpar aumenta muito em razão da progressão da inflamação; com ela, ocorre aumento da vascularização, da pressão intracelular de vasos atingidos e dos níveis de mediadores químicos da inflamação (p. ex., prostaglandinas). Como as paredes da câmara pulpar são anelásticas (rígidas), a dor fica insuportável.

A pulpite irreversível é caracterizada por dor espontânea contínua, pulsátil, latejante, às vezes difusa, o que pode dificultar o diagnóstico. Geralmente, a dor aumenta na posição de decúbito, e o paciente refere ter feito uso de analgésicos, mas afirma que a dor não cessa ou, quando cessa, retorna forte logo após o período do efeito do medicamento. A resposta é positiva aos estímulos térmicos de calor e frio. Muitas vezes o frio pode aliviar e o calor exacerbar, apresentando declínio lento após a remoção dos testes térmicos.

Os testes à percussão e à palpação, na maioria das vezes, são negativos, estando positivos somente em estágios mais avançados, em que o processo inflamatório pode ter se difundido para os tecidos periapicais. As alterações radiográficas do periápice geralmente não estão presentes, mas, com o decorrer do tempo, conforme o processo inflamatório progride, pode haver ligeiro espessamento do espaço periodontal apical.

Uma **anestesia** eficaz é determinante para o sucesso do tratamento da pulpite irreversível, uma vez que ela é difícil de ser obtida, principalmente em molares inferiores. Quando a anestesia do bloqueio do nervo alveolar inferior falhar, pode-se recorrer às anestesias complementares, como a do ligamento periodontal, a intrapulpar e as injeções infiltrativas bucal e lingual com uma solução de articaína. Em seguida, o tecido cariado deve ser removido antes da remoção total do tecido pulpar, ou **pulpectomia**. O conduto radicular deve ser irrigado com uma solução de hipoclorito de sódio a 1% abundantemente durante todo o procedimento.

Caso não seja realizado o preparo químico-cirúrgico completo de imediato, pode-se utilizar um medicamento intracanal à base de paramonoclorofenol (Paramonoclorofenol canforado® ou PRP®) entre as sessões do tratamento. Nos casos em que for realizado o preparo químico-cirúrgico completo de imediato, está indicado o uso de medicação intracanal à base de corticosteroide de ação local (Rifocort®,Otosporin®, Celestone®, NDP®). Uma bolinha de algodão estéril deve ser acondicionada na câmara pulpar, e uma restauração

---

ATENÇÃO

Se não for tratada, a pulpite reversível pode evoluir para uma pulpite irreversível.

Pulpectomia

Remoção total do tecido pulpar.

provisória que forneça adequado isolamento deve ser utilizada. Nesses casos, pode-se usar um cimento à base de óxido de zinco e eugenol, de preferência do tipo II (IRM), um cimento de ionômero de vidro ou um curativo duplo com a utilização prévia de guta-percha.

O PRP® (paramonoclorofenol 2 g, Rinosoro® e polietilenoglicol 400 qsp 100 mL) e o NDP® (dexametasona 0,32 g, paramonoclorofenol 2 g, polietilenoglicol 400 e Rinosoro qsp 100 mL) são medicamentos manipulados em farmácia de manipulação e acondicionados em tubetes plásticos que podem ser aplicados no canal por meio de uma seringa Carpule.

Pulpotomia

Remoção da porção coronária do tecido pulpar.

Em dentes com ápices abertos portadores de pulpite irreversível, o tecido pulpar deve ser preservado para permitir a formação radicular. Portanto, deve ser realizado um procedimento de **pulpotomia**. A polpa coronária deve ser removida com uma cureta, e um curativo com $Ca(OH)_2$ PA (pró-análise) deve ser colocado em contato com o remanescente pulpar.

Na pulpite irreversível, o uso da solução anestésica local mepivacaína ou articaína pode ser preferível ao uso da lidocaína, pois parece oferecer índices mais altos de sucesso.

Uma lima do tipo Hedstroem pode ser usada para facilitar a extirpação da polpa radicular em canais amplos.

PATOLOGIAS PERIAPICAIS

A) Periodontite apical aguda

A periodontite apical aguda, conhecida antigamente como pericementite, pode ser caracterizada como uma consequência da extensão da inflamação pulpar para os tecidos periapicais. Também pode ser causada por sobreinstrumentação ou sobreobturação durante o tratamento endodôntico ou por trauma oclusal.

Histologicamente, o tecido conjuntivo do ligamento periodontal reage com os fenômenos vasculares típicos da inflamação com vasodilatação local e aumento da permeabilidade do endotélio dos capilares sanguíneos. Isso determina a saída de plasma sanguíneo para o espaço tissular, extravasando líquido no pequeno espaço do ligamento periodontal e provocando aumento da pressão hidrostática local.

Esse aumento da pressão hidrostática no ligamento periodontal gera fenômenos dolorosos de intensidade variável, espontâneos, localizados e extremamente sensíveis à percussão. O dente envolvido apresenta ligeira mobilidade e extrusão, levando o paciente a relatar que o simples fato de ocluir os dentes gera dor acentuada. Ao exame radiográfico, geralmente se observa espessamento do espaço do ligamento periodontal. O teste térmico é o único meio de avaliar a necessidade do tratamento endodôntico.

TRATAMENTO: O tratamento da periodontite apical aguda depende da resposta aos testes térmicos.

- **Teste positivo:** pode ser indício de um trauma oclusal e, portanto, não há necessidade do tratamento endodôntico, apenas da remoção da causa. Geralmente, um simples alívio oclusal e a prescrição de um anti-inflamatório não esteroidal é suficiente.
- **Teste negativo:** há necessidade de tratamento endodôntico. Mesmo na presença da polpa necrosada, é indicado o uso da anestesia por bloqueio regional, pois a simples pressão da caneta de alta rotação sobre o dente exacerba a dor. Em seguida, realiza-se a abertura coronária para obter acesso ao conduto radicular e o esvaziamento do conteúdo necrótico, o que rotineiramente denomina-se penetração desinfetante (à medida que se irriga o canal com solução de hipoclorito de sódio a 1%, penetra-se lentamente com uma lima endodôntica). Pode-se utilizar um medicamento intracanal entre as sessões do tratamento à base de paramonoclorofenol (Paramonoclorofenol canforado® ou PRP®), que possui propriedades antissépticas, ou $Ca(OH)_2$ PA vinculado em solução anestésica, almejando a rápida alcalinização do meio. Para finalizar o procedimento, recomenda-se uma restauração provisória, como foi recomendado anteriormente para a pulpite irreversível, e posterior alívio oclusal no dente envolvido.

A prescrição de um anti-inflamatório não esteroidal está recomendada. A seguir, estão apresentados alguns exemplos de esquemas posológicos que devem ser administrados por via oral e por um período de 2 a 3 dias.

- Nimesulida G ou Scaflam® – 100 mg de 12 em 12 horas
- Ibuprofeno G ou Motrin® – 600 mg de 12 em 12 horas
- Piroxicam G ou Feldene® – 20 mg de 24 em 24 horas
- Diclofenaco potássico G ou Cataflam® – 50 mg de 8 em 8 horas
- Diclofenaco sódico G ou Voltarem® – 50 mg de 8 em 8 horas

B) Abscesso periapical agudo

Quando as bactérias que estão dentro do canal tentam atravessar o forame apical porque se tornaram mais virulentas, porque a resistência do hospedeiro diminuiu ou por ambas as razões, concomitantemente os tecidos reagem primeiramente produzindo uma inflamação. Então, ocorre a vasodilatação dos vasos sanguíneos da membrana periodontal e dos espaços medulares do tecido ósseo adjacente, além da exsudação de líquidos. Isso causa edema e infiltração de grande número de leucócitos polimorfonucleares, principalmente neutrófilos, os quais liberam enzimas proteolíticas (tripsina). A tripsina liquefaz os tecidos previamente necrosados pela ação do irritante, formando um material semilíquido, o pus.

O abscesso se caracteriza por uma coleção central de pus circundada por tecido inflamado, densamente infiltrado de polimorfonucleares – células de defesa. Enquanto persistir a ação do irritante, mais leucócitos são atraídos, formando mais pus e mais tecido liquefeito. Além disso, durante a digestão dos tecidos, moléculas grandes são

> **ATENÇÃO**
>
> Se não tratada, a periodontite apical aguda pode evoluir para um abscesso periapical agudo.

desdobradas em menores, osmoticamente ativas, aumentando a pressão osmótica local e atraindo consequentemente maior quantidade de água dos tecidos vizinhos.

A pressão hidrostática aumenta progressivamente dentro do abscesso, e o pus se infiltra pelos tecidos ósseos adjacentes seguindo as linhas de menor resistência, destruindo e provocando a reabsorção pela invasão e pela necrose da medula óssea. Assim, o pus inicialmente localizado na porção apical pode seguir três caminhos distintos: caminhar em direção ao canal radicular, disseminar-se através da membrana periodontal ou disseminar-se através do osso. Desse modo, o abscesso antes restrito à região apical passa agora à fase de **abscesso intraósseo**, caminhando entre o osso alveolar e medular, rompendo o periósteo e os tecidos moles e despejando o pus intra ou extraoralmente.

Dependendo da localização da coleção purulenta, classificamos os abscessos em três fases:

- abscesso em fase inicial;
- abscesso em evolução;
- abscesso em fase final ou evoluído.

Cada uma dessas fases apresenta características próprias, que podem acarretar condutas clínicas diferentes. Essas fases serão descritas a seguir.

ABSCESSO EM FASE INICIAL

A fase inicial é caracterizada pela ausência de edema (tumefação) aparente. A dor é intensa, localizada e pulsátil. O dente apresenta resposta negativa aos testes térmicos de vitalidade pulpar, dor intensa ao teste de percussão e discreta mobilidade. No exame radiográfico, pode-se visualizar aumento do espaço do ligamento periodontal.

TRATAMENTO: O tratamento imediato consiste em exame radiográfico, anestesia sempre por bloqueio regional, abertura coronária, neutralização do conteúdo necrótico com uso de solução de hipoclorito de sódio a 1% e debridamento do forame periapical para facilitar a drenagem (ultrapassagem de 1 a 2 mm, aproximadamente). Se a drenagem ocorrer, deve-se deixar o dente aberto por alguns minutos e realizar farta irrigação com hipoclorito de sódio a 1% (Fig. 3.1). Após a drenagem, coloca-se um medicamento intracanal à base de paramonoclorofenol (Paramonoclorofenol canforado® ou PRP®) ou $Ca(OH)_2$ vinculado em solução anestésica e restauração provisória com cimento de óxido de zinco e eugenol do tipo I, o qual é menos resistente e, portanto, de mais fácil remoção caso seja necessário posteriormente. O alívio oclusal sempre deverá ser realizado.

Está recomendada a prescrição de analgésicos de ação periférica, como os listados a seguir, enquanto o quadro doloroso persistir:

- Dipirona sódica G ou Novalgina® – 500 mg de 4 em 4 horas
- Paracetamol G ou Tylenol® – 750 mg de 4 em 4 horas
- Dipirona sódica 500 mg + cloridrato de prometazina 5 mg + cloridrato adifenina 10 mg (Lisador®) – de 4 em 4 horas

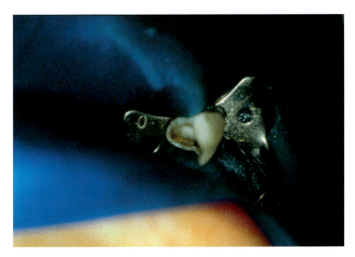
Figura 3.1 – Drenagem de abscesso via canal.

Abscessos localizados em pacientes saudáveis sem sinais de agravamento da infecção não devem ser tratados com antibióticos. A drenagem do pus e a remoção da causa são muito mais importantes. A cura se dará pela ação fagocitária das células de defesa do organismo.

Cuidados complementares: O paciente deve ser informado de que a dor deve melhorar nas próximas 24 a 48 horas, mas, se isso não ocorrer e o quadro piorar, ele deve retornar para remoção do curativo, nova tentativa de drenagem e reavaliação do caso.

ABSCESSO EM EVOLUÇÃO

Esta fase é caracterizada por edema endurecido (tumefação) e consistente. A dor é severa, difusa e pulsátil, porque o pus está contido em cavidades ósseas de paredes resistentes e sob grande pressão. O dente apresenta mobilidade e ausência de resposta aos testes térmicos. No exame radiográfico, geralmente se nota o aumento do espaço do ligamento periodontal. Os pacientes poderão apresentar trismo, linfadenite, disfagia, dispneia, febre, mal-estar e cefaleia – sinais de agravamento da infecção.

Esta é a pior fase para o tratamento, pois, na maioria das vezes, a abertura do conduto não levará à drenagem imediata, já que o pus muito provavelmente está intraósseo em algum local entre o periápice e o periósteo.

TRATAMENTO: O tratamento é idêntico ao da fase inicial do abscesso, ou seja, sempre se deve realizar a abertura do conduto radicular a fim de instituir a drenagem do pus, o que nessa fase nem sempre acontece. A diferença quanto à conduta clínica anterior está relacionada à terapêutica medicamentosa.

A prescrição de analgésicos de ação periférica se dá como na fase anterior. Entretanto, se forem insuficientes para amenizar a dor, os seguintes analgésicos de ação central poderão ser associados enquanto a dor forte persistir:

- Codeína 30 mg + paracetamol 500 mg (Tylex®) – de 4 em 4 horas

- Cloridrato de tramadol 37,5 mg + paracetamol 325 mg (Ultracet®) – de 4 em 4 horas
- Cloridrato de tramadol G ou Tramal® 50 mg — de 4 em 4 horas

A prescrição de antibiótico só será recomendada se os sinais de agravamento da infecção estiverem presentes (trismo, linfadenite, disfagia, dispneia, febre, mal-estar e cefaleia) e/ou para indivíduos imunologicamente comprometidos (leucemia, leucopenia, diabetes tipo I, aids). Os antibióticos são sempre recomendados para crianças e idosos nessa fase.

Os seguintes antibióticos poderão ser utilizados, geralmente por um período de 7 dias:

- Amoxicilina G ou Amoxil® 500 mg — de 8 em 8 horas
- Amoxicilina G 500 mg + metronidazol G 250 mg (Amoxil® + Flagyl®) – de 8 em 8 horas
- Amoxicilina 500 mg + ácido clavulânico G 125 mg (Clavulin®) – de 8 em 8 horas

Para pacientes com histórico de alergia às penicilinas, prescreve-se:

- Azitromicina G ou Zitromax® 500 mg — 1 vez ao dia por 5 dias
- Cloridrato de clindamicina G ou Dalacin® C 300 mg — de 6 em 6 horas por 7 dias

> **ATENÇÃO**
> A prescrição de antibióticos poderá favorecer a cronificação do processo inflamatório, tornando-o lenhoso e, por isso, muito mais difícil de ser resolvido.

A administração de antibióticos nessa fase gera muita polêmica, mas os clínicos devem entender que as infecções são curadas pelas defesas do paciente, e não por antibióticos. Portanto, em pacientes saudáveis sem sinais de agravamento da infecção, os antibióticos não devem ser recomendados como a principal e primeira medida do atendimento de urgência.

Nessa fase do abscesso, em que a tumefação está endurecida e não ocorreu a drenagem do pus via canal do dente, o pus se encontra mais internamente ou ainda está em formação. Uma tentativa precoce de drenagem deve ser evitada, pois as incisões em tecidos conjuntivos envolvidos pelo abscesso nesse estágio de tumefação endurecido poderão agravar ainda mais a resposta inflamatória.

O retorno ao consultório para o monitoramento dos sinais de agravamento da infecção deve ser diário. Nos casos em que esses sinais estiverem presentes, assim como nos processos de evolução muito rápidos, ou seja, com formação de edema progressivo em 24 horas seguido de dor aguda com presença de trismo severo, disfagia e envolvimento bilateral dos espaços submandibular e sublingual, o paciente deve ser encaminhado imediatamente a um hospital para ser atendido por um cirurgião bucomaxilofacial.

Uma infecção que envolve os espaços fasciais pode evoluir rapidamente para áreas adjacentes e a distância, causando sérias complicações, como angina de Ludwig, abscesso infraorbitário, trombose do seio cavernoso, abscesso cerebral e septicemia, colocando em risco a vida do paciente.

Os cuidados complementares incluem repouso, alimentação adequada e farta ingestão de líquidos, além de fisioterapia oral na forma de bochechos com água morna no mínimo 5 vezes ao dia. O calor acelera os mecanismos inflamatórios facilitando a drenagem; portanto, pode abreviar o tempo para a sua resolução. A aplicação de calor extraoral só será recomendada após a exaustiva tentativa da formação do ponto de flutuação intraoral, mediante bochechos e abertura do dente. Porém, se mesmo assim o edema na face tornar-se avermelhado e aquecido, dando a nítida impressão de que está se aproximando cada vez mais da superfície dos tecidos extraorais para formar o chamado ponto de flutuação do abscesso, a drenagem será favorecida pela aplicação de calor no local. A necessidade de retorno diário ao consultório deve ser enfatizada aos pacientes.

ABSCESSO EM FASE FINAL OU EVOLUÍDO

Esta fase é caracterizada por edema flutuante e amolecido. Com a evolução do processo, o próprio organismo procura uma via natural para drenagem do pus, rompendo o tecido ósseo e o periósteo. Antes do rompimento dos tecidos moles, podemos notar o "ponto de flutuação". É justamente nesse ponto que deve ser realizada uma incisão e puntura. A dor é difusa e pulsátil. O dente apresenta mobilidade acentuada e ausência de resposta aos testes térmicos. Ao exame radiográfico, quase sempre se nota aumento do espaço do ligamento periodontal ou até mesmo uma rarefação óssea difusa.

TRATAMENTO: Abertura do conduto radicular a fim de instituir a drenagem do pus. A drenagem pelo canal poderá também não ocorrer, uma vez que o pus provavelmente está localizado no espaço submucoso intrabucal próximo ao dente ou no tecido conjuntivo frouxo subcutâneo extraoral na face distante da região apical. A conduta clínica se diferencia das anteriores pela realização da **drenagem cirúrgica**, que pode ser intraoral ou extraoral, dependendo da localização da área de flutuação do abscesso.

A **drenagem cirúrgica intraoral** segue as seguintes etapas (Fig. 3.2):

Anestesia: Realiza-se uma anestesia por bloqueio regional distante da área afetada. Pode-se adicionalmente aplicar anestésico tópico no local e realizar infiltrações superficiais, apenas com a introdução do bisel da agulha, ao redor do ponto de flutuação.

Incisão: Geralmente se realiza uma incisão de aproximadamente 0,5 a 1,0 cm de comprimento no ponto de flutuação com uma lâmina de bisturi número 15. O pus costuma emergir espontânea e imediatamente. O tamanho da incisão deve ser compatível com o volume do abscesso.

Remoção total do exsudato: Após a incisão e a drenagem, insere-se uma pinça na incisão com movimentos suaves de abertura e fechamento, para o esvaziamento completo da coleção purulenta.

Colocação do dreno: Após a drenagem, coloca-se um dreno de borracha com uma pinça para impedir a cicatrização subsequente da incisão e, dessa forma, manter uma via de drenagem contínua. O dreno deve ser mantido o tempo necessário para que extravase toda a coleção purulenta. Nas consultas subsequentes de retorno,

---

SAIBA MAIS

Uma revisão sistemática da literatura concluiu que existe evidência científica de que os abscessos deveriam ser drenados através do canal radicular ou por meio de incisão cirúrgica e drenagem. O organismo saudável é capaz de combater a infecção, e a retirada do agente irritante constitui a terapia definitiva.

pode-se cortar o pedaço que fica para fora da incisão ou introduzi-lo de volta, caso seja necessário. O tempo de manutenção do dreno normalmente é de 72 horas a 1 semana, mas pode variar de acordo com a área acometida pelo abscesso e o sistema imunológico de cada paciente.

Prescrição de cuidados adicionais: Indica-se a prescrição de bochechos com água morna para facilitar a drenagem do pus, instruções de higiene e dieta, bem como ênfase na necessidade de retorno e de manutenção do dreno em posição.

Terapêutica medicamentosa: Analgésicos de ação periférica devem ser prescritos imediatamente após a drenagem cirúrgica intraoral. Se até esse momento não tiver havido necessidade de antibioticoterapia, não haverá necessidade de prescrição.

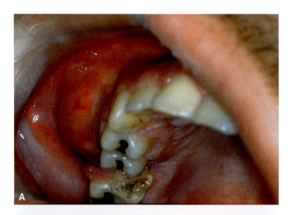
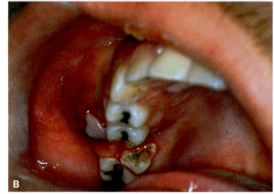

Figura 3.2 – Sequência de drenagem de abscesso intraoral com incisão e dreno. (A) Abscesso intraoral de molar superior.. (B) Abscesso intraoral de molar superior com dreno posicionado.

SAIBA MAIS

O dreno pode ser feito a partir de um lençol de borracha usado em endodontia. Picotes laterais devem ser feitos em toda sua extensão para dificultar sua saída espontânea. A fixação mediante sutura na mucosa é praticamente impossível em razão da dilaceração dos tecidos locais e da dificuldade de anestesia.

A **drenagem cirúrgica extraoral** segue as seguintes etapas (Fig. 3.3):

Anestesia: A anestesia deve ser superficial na pele ao redor da área com tumefação. Somente o bisel da agulha deve ser introduzido, e imediatamente podemos notar uma isquemia.

Incisão: Realiza-se uma incisão de aproximadamente 0,5 a 1 cm de comprimento no ponto mais baixo possível dentro da área de flutuação com uma lâmina número 15 de bisturi. O pus normalmente emerge espontânea e imediatamente. O tamanho da incisão deve ser compatível com o volume do abscesso.

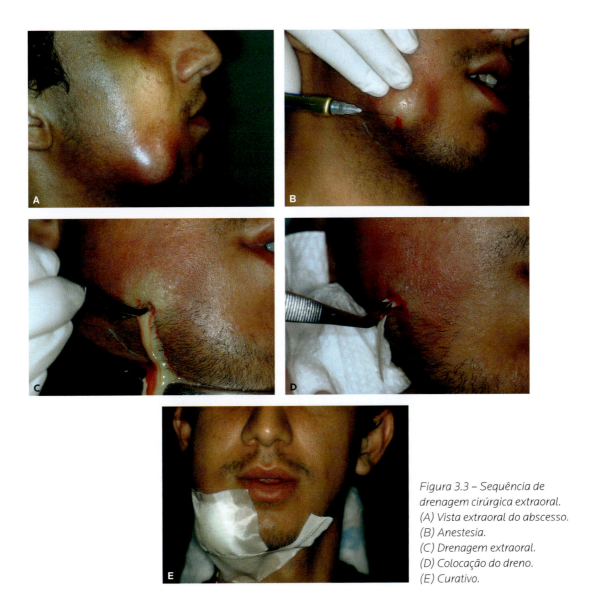

Figura 3.3 – Sequência de drenagem cirúrgica extraoral.
(A) Vista extraoral do abscesso.
(B) Anestesia.
(C) Drenagem extraoral.
(D) Colocação do dreno.
(E) Curativo.

Remoção total do exsudato: Após a incisão e a drenagem, insere-se uma pinça na incisão, de preferência de ponta romba, e efetuam-se movimentos suaves de abertura e fechamento para o esvaziamento completo da coleção purulenta.

Colocação do dreno: Após a drenagem, um dreno de borracha deve ser colocado no orifício da incisão com auxílio de uma pinça para impedir a cicatrização subsequente da ferida e, dessa forma, manter uma via de drenagem contínua. O dreno deve ser mantido o tempo necessário para o esvaziamento completo do pus, sendo removido quando não mais apresentar indícios de drenagem.

Proteção da área da ferida: Após a drenagem, coloca-se uma pomada antisséptica (p. ex., Hipoglós®) ao redor das bordas da ferida com a finalidade de prevenir a infecção nas bordas e, principalmente, para que o dreno não fique aderido à gaze e seja removido durante a troca do curativo. A troca deve acontecer, inicialmente, a cada 24 horas, podendo depois ocorrer a cada 48 ou 72 horas, à medida que a quantidade da coleção purulenta for reduzindo.

Terapêutica medicamentosa: Após a drenagem extraoral, pode ser necessária a utilização de analgésicos de ação central para o controle da dor imediatamente após o ato cirúrgico. A prescrição antibiótica nessa fase fica também condicionada aos sinais prodrômicos de agravamento da infecção, porém é bastante frequente em pacientes que necessitam de drenagem cirúrgica extraoral por causa da grande área envolvida e também porque, no ato da drenagem, muitos pacientes já vêm fazendo uso de antibióticos.

Prescrição de cuidados adicionais: Indicam-se aplicação de calor na região do curativo para facilitar a drenagem do pus, instruções sobre os cuidados na troca do curativo e ênfase na necessidade de retorno e de manutenção do dreno em posição.

O que determina se uma drenagem será intra ou extraoral é a relação entre o local em que a coleção purulenta perfura o periósteo e as inserções dos músculos no osso. A drenagem está também diretamente relacionada ao comprimento da raiz e à densidade do osso a ser reabsorvido. Geralmente, a compacta óssea do lado vestibular é menos compacta do que a lingual, portanto é mais comum a drenagem no fundo de sulco vestibular. Na mandíbula, as drenagens extraorais são mais comuns do que na maxila, em razão do maior número de inserções musculares.

Exemplo 1: Se um abscesso de um incisivo inferior romper o periósteo por vestibular e acima da inserção do músculo no mento, a drenagem será intraoral no sulco vestibular (Fig. 3.4 A). Em situações mais raras, como no caso de raízes muito longas de incisivos inferiores, se o rompimento do periósteo for por vestibular e abaixo da inserção muscular, a drenagem será extraoral na região do mento (Fig. 3.4 B).

Exemplo 2: Se um abscesso de pré-molar ou molar inferior romper o periósteo acima da inserção do músculo bucinador no osso da mandíbula, a drenagem será intraoral no sulco vestibular (Fig. 3.4 C); se for abaixo, a drenagem será extraoral na região submandibular (Fig. 3.4 D).

A lembrança de algumas peculiaridades típicas de um determinado grupo de dentes pode auxiliar no diagnóstico.

Exemplo 1: O incisivo lateral superior frequentemente pode apresentar uma inclinação da raiz para o lado palatino. Portanto, um abscesso pelo lado palatino na região anterior do maxilar superior é muito mais provável de ser causado por um incisivo lateral do que por um central (Fig. 3.5 B).

Exemplo 2: Abscessos localizados no lado palatino na região dos pré-molares superiores são mais característicos de serem provenientes de primeiros pré-molares do que de segundos pré-molares, pela presença da raiz palatina (Fig. 3.5 A).

Clínica Integrada em Odontologia

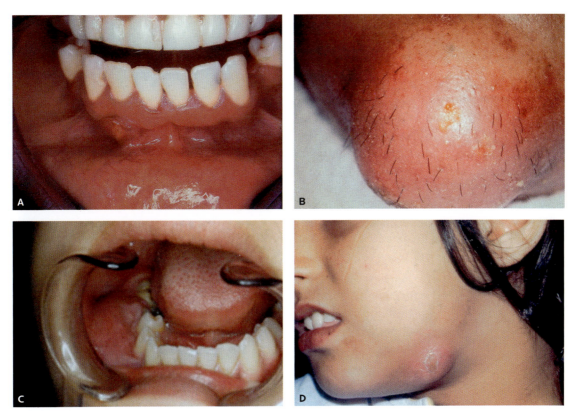

Figura 3.4 – (A) Abscesso intraoral de incisivo inferior (rompimento do periósteo acima da inserção muscular).
(B) Abscesso extraoral de incisivo inferior (rompimento do periósteo abaixo da inserção muscular).
(C) Abscesso intraoral de molar inferior (rompimento do periósteo acima da inserção muscular).
(D) Abscesso extraoral de molar inferior (rompimento do periósteo abaixo da inserção muscular)

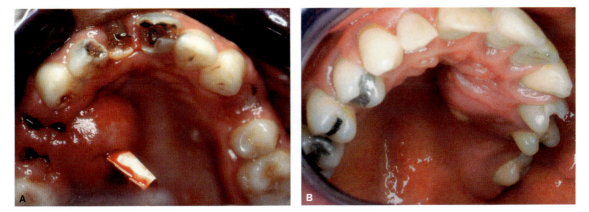

Figura 3.5 – (A) Abscesso no palato, região de pré-molar. (B) Abscesso no palato, região de incisivo lateral.

URGÊNCIAS DE ORIGEM PERIODONTAL

PARA PENSAR

Qualidade de vida, presença de estresse, hábitos nutricionais e consumo de fumo (tabaco) e álcool, além de distúrbio endócrino, podem influenciar a ocorrência de doenças no periodonto.

As urgências que envolvem o periodonto são condições agudas que causam dor e merecem atenção imediata para alívio dos sintomas e prevenção de complicações. As condições sistêmicas e as medicações utilizadas pelo paciente devem ser de conhecimento do cirurgião-dentista, o que contribui para o diagnóstico e o plano de tratamento mais eficiente. A história da doença atual deve ser investigada, com informações sobre o início do processo, ocorrências anteriores, tratamentos realizados e sua eficácia.

GENGIVITE

Gengivite é a inflamação do tecido gengival e ocorre geralmente de maneira crônica. Porém, períodos de exacerbação podem existir, causando dor e sangramento, os quais requerem atendimento de urgência (Fig. 3.6).

Na primeira consulta, o ideal é fazer limpeza local com gaze e irrigação com antissépticos bucais de uso profissional (clorexidina a 2%, solução de água fenicada). A seguir, realiza-se raspagem periodontal para eliminar placa e a possível presença de cálculo e irrigação. Em casa, o paciente deve fazer boa higienização bucal, incrementando o hábito de escovação, e realizar bochecho com clorexidina a 0,12%. Posteriormente, deverá ser submetido a tratamento periodontal e controle clínico.

ABSCESSO GENGIVAL/PERIODONTAL

O abscesso gengival é uma coleção purulenta localizada que envolve

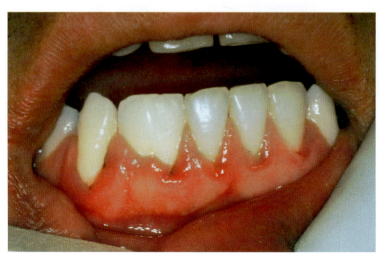

Figura 3.6 – Gengivite em região anteroinferior.

a gengiva marginal e/ou a papila interdental, não relacionada com comprometimento pulpar. A gengiva se apresenta eritematosa, edemaciada e brilhante. O abscesso gengival pode ter origem a partir de uma bolsa periodontal preexistente e/ou em decorrência de corpo estranho (p. ex., resíduos alimentares, como casca de pipoca ou feijão).

DIAGNÓSTICO: O diagnóstico é baseado na queixa principal, na história da doença atual e nas características clínicas. Não há indício de perda óssea no exame radiográfico.

TRATAMENTO: O tratamento imediato consiste em drenagem e eliminação da causa (remoção do cálculo ou corpo estranho). Também é conveniente a irrigação com soluções antissépticas. Medidas sistêmicas, como analgésicos e antibióticos, dependem da severidade da infecção e dos sinais e sintomas. Febre, linfadenopatia e dificuldade em se alimentar são fatores que indicam a necessidade de antibioticoterapia.

A história médica e a história dental são importantes no diagnóstico. Fatores iatrogênicos podem estar relacionados, como presença de cálculo remanescente após raspagem, ou remoção incompleta do cálculo subgengival.

O diagnóstico diferencial entre abscessos periapicais (mais comuns) e periodontais baseia-se principalmente na correlação da anamnese e dos achados clínicos, sendo a radiografia um recurso auxiliar. Uma fístula próxima à lateral da raiz sugere um abscesso periodontal, enquanto uma fístula localizada na região do periápice sugere um abscesso periapical. Como a localização da fístula não é conclusiva, uma radiografia feita com um cone de guta-percha estéril inserido na fístula pode ser necessária em alguns casos, para a determinação da localização do abscesso.

> **ATENÇÃO**
> A presença de corpo estranho associado ou não a bolsa periodontal preexistente pode desencadear o abscesso gengival.

PERICORONARITE

A pericoronarite é um quadro inflamatório no tecido mole que recobre parcialmente a coroa de um dente em erupção ou semi-irrompido. Os terceiros molares inferiores são, geralmente, os mais acometidos. Clinicamente, é observada a presença de tecido edemaciado e eritematoso. Muitas vezes, pode evoluir para um estado infeccioso, apresentando coleção purulenta, drenando espontaneamente ou não. O paciente relata dor irradiada, constante, aguda e difusa para a face e para o mesmo quadrante.

Pericoronarite (Fig. 3.7) e gengivite ulcerativa necrosante (GUN) apresentam nicho que facilita a colonização por bactérias anaeróbias. Nesse caso, dependendo do comprometimento sistêmico (febre, disfagia), é aconselhável, além do antibiótico de largo espectro (amoxicilina 500 mg de 8 em 8 horas por 7 dias), associar um antibiótico específico para bactérias anaeróbias (metronidazol 400 mg de 8 em 8 horas por 7 dias).

O paciente com periconorarite pode apresentar trismo, dificuldade de engolir, linfonodos infartados, mal-estar e febre. É uma das poucas

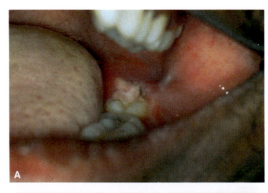
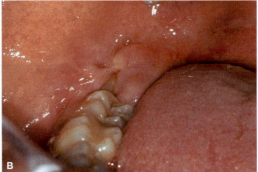

Figura 3.7 – (A) Mucosa edemaciada em pericoronarite relacionada ao dente 38. (B) Pericoronarite no dente 48.

afecções em odontologia que pode aprofundar-se para espaços cervicais, evoluindo para a angina de Ludwig, que pode levar a óbito se não houver intervenção de nível hospitalar.

ATENÇÃO
Extrações devem ser evitadas durante a fase aguda da pericoronarite.

Quando a pericoronarite está bem localizada, faz-se drenagem ou debridamento da região, seguida de irrigação com clorexidina a 0,2%, H_2O_2, água fenolada a 2% ou água oxigenada 10 vol. Em casa, bochechos com água morna e sal, clorexidina a 0,12%, irrigação do espaço sob o opérculo e uma boa higiene bucal podem resolver os sintomas. Entretanto, a pericoronarite tem potencial de disseminar a infecção e, nesses casos, o tratamento necessita da prescrição de medicamentos como antibiótico, analgésico e anti-inflamatório. Depois da melhora do quadro agudo, indica-se a remoção do opérculo ou a exodontia do dente envolvido.

GENGIVITE ULCERATIVA NECROSANTE (GUN)

Trata-se de uma doença inflamatória da gengiva que se inicia na papila interdental, a qual se apresenta recoberta por uma pseudomembrana acinzentada composta de fragmentos necróticos, fibrina, células inflamatórias e bactérias, demarcada por uma mucosa gengival eritematosa, brilhante e hemorrágica. Pode-se estender da gengiva marginal para a gengiva inserida e a mucosa bucal. Nos casos mais graves, apresenta sangramento espontâneo ou estimulado ao mais leve toque, além de hálito fétido e dor intensa. Paralelamente, pode ocorrer também linfadenopatia, febre e mal-estar (Fig. 3.8).

Fatores predisponentes locais e sistêmicos estão relacionadoscom a presença da doença. Nos fatores locais, a gengiva está sendo constantemente traumatizada, seja por fumo, maloclusão ou bolsas periodontais profundas, as quais são áreas vulneráveis para proliferação de bacilos fusiformes e espiroquetas. Quanto aos fatores predisponentes sistêmicos, a carência nutricional provoca uma diminuição da resposta imune, assim como as doenças sistêmicas debilitantes, como a aids.

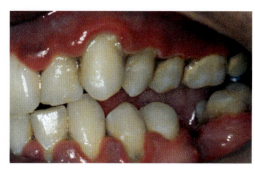

Figura 3.8 – GUN em diversos sítios gengivais.

TRATAMENTO: O tratamento consiste em remover a pseudomembrana com gaze embebida em água oxigenada 10 vol. Também se deve orientar o paciente a realizar bochechos em casa com água oxigenada a 10 vol. e/ou clorexidina a 0,12%. A manipulação do tecido periodontal e a raspagem dos dentes deverão ser posteriores ao controle da fase aguda. A antibioticoterapia sistêmica é indicada principalmente em casos de febre e linfadenopatia ou outros sintomas sistêmicos. Os antibióticos comumente utilizados no tratamento são a amoxicilina e o metronidazol.

O tratamento precoce da GUN evita sequelas e recidiva. Além disso, boa higiene oral, hábitos saudáveis e boa qualidade de vida ajudam na prevenção e na cura.

Em muitos casos em que houve episódios recorrentes de GUN, ou naqueles em que havia perda óssea preexistente, observa-se a perda do ligamento periodontal e do osso alveolar, condição que recebe o nome de **periodontite ulcerativa necrotizante**.

SAIBA MAIS

A GUN, de baixa prevalência entre as doenças gengivais, é conhecida também por gengivite ulcerativa necrosante aguda, gengivite fusoespiralar, boca de trincheira, doença de Vincent, infecção de Vincent, estomatite fétida, entre outros. É mais frequente em adultos jovens.

PERI-IMPLANTITE

A) Peri-implantite em rebordo superior

A peri-implantite é uma complicação tardia associada à colocação de implante dental. É a inflamação da mucosa peri-implantar associada à perda óssea (Fig. 3.9).

DIAGNÓSTICO: O diagnóstico é feito com base na sondagem do sulco peri-implantar, com presença de sangramento e/ou pus durante a sondagem, e na confirmação radiográfica de perda do suporte ósseo.

TRATAMENTO: O tratamento imediato consiste em remoção mecânica do biofilme dental da superfície do implante e controle químico com bochechos de clorexidina a 0,12% 2 vezes ao dia durante 15 dias, além da orientação de higiene bucal. O uso de antibiótico associado ao tratamento local auxilia na redução da profundidade de bolsa.

Deve-se avaliar o desenho da prótese e a necessidade de correção. Se a perda óssea progredir, o debridamento cirúrgico está indicado.

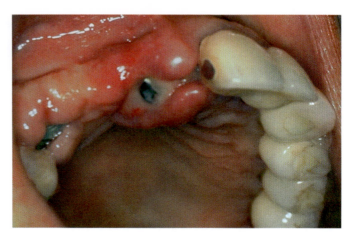

Figura 3.9 – Peri-implantite.

HIPERPLASIA GENGIVAL

A gengiva inflamada pela presença de placa e cálculo pode reagir apresentando hiperplasia dos tecidos e edema característico da inflamação. Pode ser localizada ou generalizada (Fig. 3.10).

TRATAMENTO: O tratamento imediato consiste na remoção da placa e do cálculo. Posteriormente, dependendo das dimensões do tecido hiperplasiado, a cirurgia está indicada.

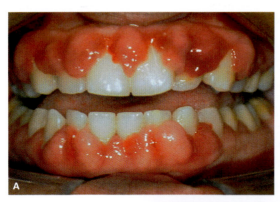
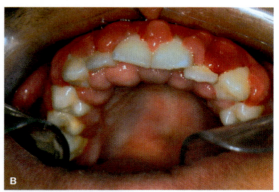
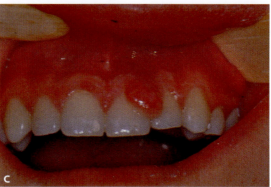

Figua 3.10 (A, B) Hiperplasia gengival medicamentosa. (C) Hiperplasia gengival na região anterossuperior.

No diagnóstico diferencial da hiperplasia gengival, devemos considerar o granuloma piogênico, a lesão periférica de células gigantes e o fibroma ossificante periférico, já que possuem aspecto clínico semelhante. O material retirado deve ser enviado para análise anatomopatológica para a definição do diagnóstico final.

A hiperplasia gengival **causada por medicamentos** é caracterizada pelo crescimento de tecido após 1 a 3 meses de tratamento com fármacos antiepilépticos, como a fenitoína. O crescimento típico tem início pela papila interdental e pode desenvolver-se até cobrir a coroa dos dentes.

O tratamento consiste em raspagem coronorradicular e irrigação com soluções antissépticas. A manutenção da higiene é fundamental para a melhora do quadro. No acompanhamento, avalia-se a necessidade de remoção cirúrgica do tecido hiperplásico.

> **ATENÇÃO**
>
> Embora o crescimento gengival não cause dor, o tecido gengival é constantemente traumatizado durante a mastigação, causando incômodo. Assim, a higiene bucal se torna mais difícil, e o biofilme dental se acumula, o que pode gerar sangramento.

URGÊNCIAS PÓS-CIRÚRGICAS

ALVEOLITE

Alveolite é uma complicação após a extração dental, que tem início cerca de 2 a 4 dias após a cirurgia. Ocorre em cerca de 4% de todas as extrações, com incidência 10 vezes maior em dentes inferiores, principalmente no terceiro molar inferior (45%). É comumente observada em pacientes de 40 a 45 anos de idade.

A alveolite pode ser causada por:

- perda do coágulo devida a falta de sutura, falta de compressão do alvéolo com gaze ou realização de bochecho após a extração (nas primeiras 24 horas);
- sucção do coágulo;
- trauma cirúrgico durante a extração dental;
- presença anterior de infecção no dente extraído;
- fumo (pelo calor e pelo aumento da atividade fibrinolítica).

As alveolites são classificadas em úmida, seca e supurativa, as quais serão descritas a seguir.

> **SAIBA MAIS**
>
> A alveolite também é conhecida como osteíte alveolar ou localizada, alveoalgia, alvéolo séptico, alvéolo necrótico, osteomielite localizada, e alveolite fibrinolítica.

ALVEOLITE ÚMIDA

O alvéolo apresenta-se inflamado e dolorido, preenchido com coágulo em estado de degeneração ou putrefeito, com odor fétido e edema de gengiva, sem secreção purulenta (Fig. 3.11).

TRATAMENTO: O tratamento consiste em anestesia, radiografia, remoção do coágulo putrefeito, suave curetagem e irrigação com soro fisiológico. Deve-se verificar se há a formação de coágulo preenchendo

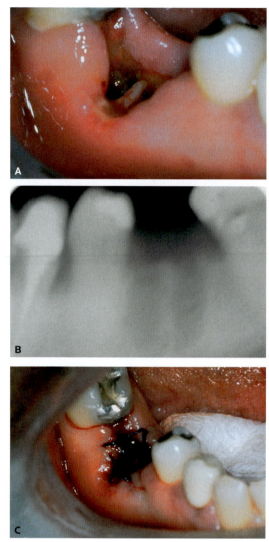

Figura 3.11 – Alveolite úmida. (A) Aspecto clínico da alveolite. (B) Radiografia periapical. (C) Sutura.

o alvéolo, e em seguida realizar sutura e compressão com gaze estéril. Em seguida, indicam-se novamente os cuidados pós-operatórios comuns (por escrito e com reforço verbal para o paciente) para evitar a perda desse novo coágulo.

ALVEOLITE SECA

O alvéolo apresenta-se aberto, sem coágulo, com paredes ósseas expostas e acinzentadas ou amareladas, dor intensa e irradiada, tecido gengival pouco infiltrado, porém doloroso, sobretudo nas bordas. Em decorrência da não formação do coágulo ou da perda deste, o alvéolo fica com as paredes ósseas expostas à cavidade bucal (Fig. 3.12).

TRATAMENTO: O tratamento consiste em anestesia, radiografia, remoção de corpo estranho, se houver, e irrigação com soro fisiológico.

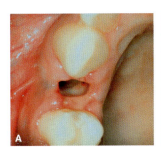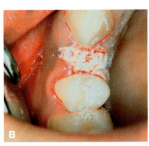

Figura 3.12 – (A) Aspecto clínico da alveolite seca. (B) Tratamento.

A curetagem para tentar obter a formação de novo coágulo no interior do alvéolo geralmente não é eficaz nesse caso, sendo necessário o preenchimento do alvéolo com medicação tópica embotadora, como Alvogyl® (Septodont) e Alveoliten®. Pode-se ainda manipular óxido de zinco e eugenol ou guaiacol (agentes fenólicos) para preencher o alvéolo. Administram-se analgésico e antibiótico, como amoxicilina ou principalmente cloridrato de clindamicina, pois este apresenta maior concentração em osso.

ALVEOLITE SUPURATIVA

Apresenta alvéolo purulento, com dor de intensidade média e raramente irradiada. Pode conter espículas ou sequestros ósseos, fragmento de dente e coágulo infeccionado. Ocorre geralmente 5 a 7 dias após o ato cirúrgico. Pode estar associada a febre, trismo e linfadenopatia regional.

TRATAMENTO: O tratamento consiste em anestesia, radiografia, remoção do coágulo ou do corpo estranho, se estiver presente, irrigação com soro fisiológico, curetagem para obter a formação de novo coágulo no interior do alvéolo, aviamento das bordas da ferida cirúrgica e sutura. Administram-se analgésico, anti-inflamatório e antibiótico.

HEMORRAGIA DENTOALVEOLAR

Hemorragia é o extravasamento abundante e anormal de sangue que ocorre durante ou após a intervenção cirúrgica, quando não ocorre hemostasia natural nem coagulação.

A **hemostasia** é um mecanismo de defesa do organismo diante de uma agressão vascular ou mediante alterações fisiológicas que visam conter o extravasamento sanguíneo (externo ou interno). Quando essas alterações não surtem os efeitos esperados, estamos diante de uma hemorragia.

O conhecimento do mecanismo da hemostasia é fundamental para um diagnóstico preciso do agente etiológico das hemorragias, o qual possibilitará a decisão por um tratamento adequado. Esse mecanismo é composto por três fases:

LEMBRETE

A hemostasia tem a finalidade de deter a saída de sangue do interior dos vasos, evitar que a coagulação se propague por todo o sangue e remover o coágulo formado, quando já houver cumprido o seu papel.

- vascular – vasoconstrição transitória por reflexo neurogênico e humoral;
- plaquetária – adesão de plaquetas no tecido conjuntivo exposto, formando tampão e ativando a cascata de coagulação;
- plasmática ou de coagulação.

O profissional se depara, na maioria das vezes, com quadros hemorrágicos de origem tipicamente local. Se o clínico detectar uma anormalidade do sistema hemostático, por exemplo, na anamnese, poderá fazer uso de alguns exames de rotina, os quais permitirão uma avaliação mais concreta das condições do paciente. Se for o caso, deve-se encaminhá-lo a um hematologista.

Dentre os **exames de rotina**, recomendou-se durante muitos anos realizar o tempo de coagulação (TC). Porém, já se sabe que o TC é uma maneira deficiente de explorar o mecanismo intrínseco da coagulação, sendo o tempo de tromboplastina parcial (TTPa) mais seguro para essa finalidade. Já o tempo de sangramento (TS) deve ser sempre completado com a contagem de plaquetas (CP).

DISTÚRBIOS HEMORRÁGICOS

Em sua maioria, os distúrbios hemorrágicos se devem a anormalidades dos fatores da coagulação ou das plaquetas, sendo bem menos frequentes os decorrentes de defeitos vasculares. Estes, quando acontecem, geralmente são caracterizados por um aumento da fragilidade capilar, que na maioria das vezes é causada por insuficiência de vitamina C, escoburto e diabetes.

A redução do número de plaquetas (trombocitopenia) pode causar sangramento significativo e geralmente ocorre em razão de alterações adquiridas. Costuma produzir petéquias na pele ou nas mucosas.

A **trombocitopenia** pode ser causada por:
- supressão da produção de plaquetas pela medula óssea;
- uso de álcool e diuréticos tiazídicos;
- deficiência de vitamina B12 e folato;
- infiltração de células anormais na medula óssea em pacientes com câncer metastático e leucemia;
- hiperesplenismo (aumento do volume do baço), que pode ocasionar sequestro e destruição de plaquetas.

Esses sinais estão mais frequentemente associados à hipertensão do sistema porta-hepático nos pacientes com cirrose. Há uma síndrome rara, caracterizada pela trombocitopenia, denominada púrpura trombocitopênica trombótica, observada principalmente em mulheres e caracterizada por trombocitopenia, anemia, febre, sinais neurológicos e insuficiência renal. Já a púrpura trombocitopênica imunológica é secundária a um mecanismo imunológico.

Quando a anormalidade está na função das plaquetas, chama-se **trombocitopatia**. Na maioria dos casos, é adquirida e pode ser induzida pelo uso de aspirina e de anti-inflamatórios não esteroides, bem como por insuficiência renal pelas toxinas urêmicas. Das doenças hereditárias que causam trombocitopatias, a mais comum é a doença de von Willebrand, na qual há deficiência de um fator plasmático (fator de von Willebrand) necessário para a função de adesividade das plaquetas, mas também pode apresentar baixa quantidade do fator VIII, importante na formação do coágulo.

Das várias deficiências congênitas dos fatores da coagulação, três são responsáveis por mais de 90% das deficiências hereditárias: hemofilia A (redução ou ausência do fator VIII), hemofilia B (redução ou ausência do fator IX) e doença de von Willebrand.

Em uma insuficiência grave do fígado, há redução da síntese de fatores da coagulação, como os fatores I, II, V, VII, IX e X e dependentes da vitamina K. A vitamina K é necessária para alguns estágios intermediários à formação da protrombina (fator II) e dos fatores VII, IX e X. Sua deficiência pode ser provocada pela má absorção em distúrbios digestivos ou pelo uso de anticoagulantes ou antibióticos.

A prevenção da hemorragia deve ser feita no pré-operatório, no transoperatório e no pós-operatório cirúrgico.

Pré-operatório:

- anamnese ampla que explore o sistema hemático;
- exame físico procurando também petéquias ou equimoses;
- testes laboratoriais, se houver dúvida.

Transoperatório:

- evitar lesar vasos e artérias;
- evitar técnicas traumáticas;
- realizar uma leve aspiração para inspecionar;
- finalizar com sutura adequada.

Pós-operatório:

- observar os 4 a 5 minutos após a cirurgia, quando o sangramento deverá praticamente cessar; a compressão deverá ser realizada com gaze estéril seca ou umedecida em soro fisiológico;
- não fazer bochechos nos dois primeiros dias;
- se ocorrer algum tipo de sangramento, morder gaze por 10 minutos;
- não comer alimentos quentes nas primeiras 24 horas;
- não fazer exercícios físicos;
- não fumar cigarro ou realizar qualquer ação que cause pressão negativa (sucção);
- não se expor ao sol nas primeiras 24 horas;
- não tossir.

> **LEMBRETE**
>
> As instruções pós-operatórias deverão ser passadas pelo cirurgião-dentista ao paciente ou ao adulto responsável, oralmente e por escrito. Sempre que possível, deve-se telefonar para reforçar as orientações.

TRATAMENTO DAS TÍPICAS HEMORRAGIAS SECUNDÁRIAS DENTOALVEOLARES

As hemorragias são causadas principalmente por ausência de sutura e falta de orientação pós-operatória, corpos estranhos, raízes e espículas ósseas não retiradas do alvéolo.

Diante de uma hemorragia, deve-se estimar o volume de sangue. Verifica-se se há palidez, pulso rápido, baixa pressão arterial, além da duração do sangramento, pois há risco de "choque hemorrágico". Em seguida, deverá ser feita uma completa e rápida anamnese para orientar o tratamento.

Os **cuidados pré-operatórios** para o tratamento de uma hemorragia secundária dentoalveolar têm início com aspiração de saliva e limpeza do sangue com gaze para facilitar a visualização. Faz-se a anestesia com vasoconstritor, se possível. Enquanto se aguarda o efeito anestésico, o paciente morde uma compressa de gaze estéril. Deve-se fazer uma radiografia, pois seu resultado pode sugerir a origem da hemorragia. Se houver corpo estranho, este deverá ser removido. No alvéolo, após a remoção do coágulo desorganizado, devem-se usar tampões absorvíveis.

Ao final de qualquer um desses procedimentos, deve-se suturar o mucoperiósteo e colocar uma gaze sob pressão, instruindo o paciente para cerrar os dentes sobre ela por 2 horas. É importante dar as orientações pós-operatórias ao paciente de modo convincente.

Se a hemorragia ocorrer em tecido mole, principalmente se houver suspeita de ruptura de vaso sanguíneo mais calibroso, o profissional pode usar alguns recursos após a anestesia com vasoconstritor, como pinçamento e ligadura, eletrocauterização, crioterapia e suturas tensionais aplicadas sobre os tecidos sangrantes. Se ocorrer em osso, deve-se realizar o esmagamento do osso, e pode ser indicada a aplicação de pequenas porções de cera para osso.

AGENTES HEMOSTÁTICOS USADOS EM ODONTOLOGIA

Os hemostáticos de ação local devem ser os primeiros a serem usados em odontologia, por serem inócuos e de ação imediata. Geralmente são suficientes para combater a hemorragia de origem bucal em pacientes saudáveis. Envolvem um conjunto heterogêneo de medidas terapêuticas que incluem ações físicas, químicas e biológicas.

AÇÕES FÍSICAS: Constituem-se, em sua maioria, de processos mecânicos (pressão local, suturas, pinçamento e ligamento dos vasos), eletrocauterização, frio e imobilização da região (cimento cirúrgico). Podem-se associar gaze estéril para tamponamento, substâncias antissépticas ou medicamentos de ação hemostática local, após a sutura da ferida.

AÇÕES QUÍMICAS: Compreendem os medicamentos de ação adstringente ou ligeiramente cáusticos, que coagulam as proteínas ocasionando a hemostasia:

- soluções hemostáticas;
- antifibrinolíticos;
- agentes cauterizantes.

AÇÃO BIOLÓGICA: Uso de substâncias que facilitam a coagulação, que podem ser divididas em três grupos: tampões absorvíveis, adesivos cirúrgicos hemostáticos e vasoconstritores.

Os hemostáticos de uso sistêmico consistem na utilização de fármacos capazes de favorecer a hemostasia de forma sistêmica, quando ingeridos ou injetados. Esses fármacos poderão agir sobre os fatores da coagulação ou sobre os vasos sanguíneos, diminuindo o tempo de sangramento e corrigindo os defeitos que perturbam ou impedem a hemostasia.

O exame pré-operatório, quando devidamente realizado, previne as hemorragias dentoalveolares. As hemorragias dentoalveolares trans e pós-operatórias são, na maioria das vezes, causadas por problemas locais e, portanto, podem ser solucionadas com manobras terapêuticas locais.

> **ATENÇÃO**
>
> Somente um profissional que tenha um perfeito domínio dos mecanismos normais da hemostasia pode escolher com segurança um agente hemostático.

> **LEMBRETE**
>
> O exame pré-operatório, quando devidamente realizado, previne as hemorragias dentoalveolares.

URGÊNCIAS NAS AFECÇÕES AGUDAS DA MUCOSA BUCAL

As afecções agudas da mucosa bucal representam um desafio terapêutico para o dentista porque os pacientes estão ansiosos pelo diagnóstico e pelo alívio do desconforto. O tratamento eficaz tem por base um diagnóstico preciso, que frequentemente é difícil porque as lesões da mucosa bucal resultantes de diferentes condições podem ter aparência clínica semelhante. A **história dos sinais e sintomas** é uma das características diagnósticas mais importantes.

> **LEMBRETE**
>
> São aspectos essenciais para o diagnóstico: início, duração, recorrência, característica clínica, evolução da lesão e sintomatologia.

ÚLCERA TRAUMÁTICA

Geralmente as úlceras bucais com início agudo e de curta duração são estabelecidas por infecções bacterianas, trauma ou infecções virais. Esse grupo de lesões engloba algumas das úlceras mais comuns observadas pelos dentistas. A característica diagnóstica primária para essas lesões é a demonstração de uma causa direta, e a resolução da lesão está vinculada à remoção da causa.

A úlcera traumática decorre de lesões físicas e é provavelmente a forma mais comum de ulceração bucal. O trauma causador é, via de regra, evidente e determinado pela história e pelo exame clínico. Os exemplos incluem mordeduras (comuns em crianças após anestesia local), traumas por próteses, dentes ou restaurações com fratura ou traumas após tratamento dental (Fig. 3.13).

A úlcera traumática é caracterizada por ser uma úlcera solitária, localizada em uma área propensa a trauma, como a face lateral da língua e a mucosa labial. A história de um incidente traumático específico auxilia na elaboração do diagnóstico. Removendo-se a causa, a lesão desaparece em 1 a 2 semanas.

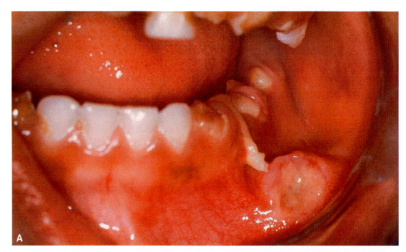
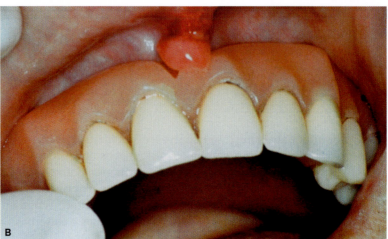

Figura 3.13 – (A) Úlcera traumática em fundo de sulco inferior relacionada a alveólise de molar decíduo. (B) Úlcera traumática e hiperplasia fibrosa inflamatória causada por prótese total superior mal-adaptada.

O trauma pode ser evitado. Orientação de cuidados pós-anestésicos, alisamento de arestas de restaurações ou dentes fraturados e ajuste de próteses mal-adaptadas previnem a ocorrência de tais situações.

Identificar e remover o agente causador do trauma é o passo inicial. O uso de medicações tópicas depende da avaliação do quadro clínico e da sintomatologia do paciente.

O paciente deve ser reavaliado após 1 a 2 semanas da remoção da causa provável. A persistência da úlcera depois que a provável causa foi eliminada força o clínico a reavaliar o diagnóstico.

LEMBRETE

Orientações de higiene bucal auxiliam no tratamento, pois diminuem o número de agentes infectantes na boca.

A terapêutica consiste em corticoterapia com Omcilon-A em Orabase® (acetonido de triancinolona) aplicado 3 a 4 vezes ao dia sobre a lesão. Também se pode orientar o uso de colutórios anti-inflamatórios, como Flogoral® (solução de cloridrato de benzidamina).

Muitas vezes os pacientes confundem a úlcera traumática com a ulceração aftosa recorrente.

ULCERAÇÃO AFTOSA RECORRENTE (UAR)

É uma forma de úlcera em mucosa bucal bem comum, também conhecida como afta. Sua etiologia ainda é desconhecida, sendo associada a fatores como estresse, distúrbio hormonal, hereditariedade, alterações hematológicas e alimentos condimentados ou cítricos.

O gênero feminino é mais acometido que o masculino, e cerca de 20% da população é afetada por esse problema. Caracteriza-se pela presença de úlceras na mucosa bucal não queratinizada, que podem persistir de 1 a 2 semanas e se resolvem de maneira espontânea; podem apresentar caráter recorrente.

As UARs podem se apresentar de três formas clínicas: minor, major ou herpetiforme. No entanto, as características histológicas são constantes, o que evidencia úlceras associadas a quadro inflamatório inespecífico.

A UAR mais comum é a de tipo *minor* (ou menor), com pequenas e dolorosas ulcerações que cicatrizam em um período de 10 a 14 dias. São arredondadas, rasas, geralmente apresentam pseudomembrana branco-acinzentada delimitada por halo eritematoso e atingem no máximo 5 mm de diâmetro. Essa UAR geralmente acomete a mucosa labial e jugal (Fig. 3.14). Sua evolução geralmente é para a cura espontânea, sem deixar cicatrizes.

Na forma *major* (ou maior), o tamanho das úlceras pode exceder 1 a 3 cm de diâmetro. São muito dolorosas e podem persistir por mais de 6 semanas. Ocorrem em lábios e palato mole, mas podem aparecer em qualquer região da mucosa bucal, inclusive deixando cicatrizes.

A forma major, de longa duração, quando lesão única em surto inicial, pode ter como diagnóstico diferencial o carcinoma epidermoide. Entretanto, é importante lembrar de outras variáveis envolvidas para a hipótese de carcinoma, como idade, sintomatologia, localização e fatores de risco (álcool e fumo).

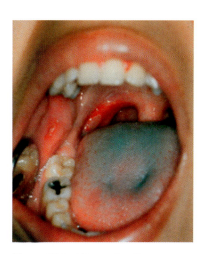

Figura 3.14 – Ulceração aftosa recorrente em mucosa jugal e orofaringe.

A terceira forma é a herpetiforme, que acarreta úlceras múltiplas, pequenas e dolorosas que variam de 1 a 3 mm de diâmetro. As úlceras podem coalescer, tornando-se maiores com bordos irregulares. Acometem qualquer região da cavidade oral, não tendo predileção por um sítio específico, e duram cerca de 7 a 10 dias. O diagnóstico é feito com base no exame clínico e na história da lesão.

A forma herpetiforme não deve ser confundida com o herpes, pois as ulcerações de etiologia virótica iniciam-se por vesículas, as quais, secundariamente, dão origem a ulcerações. Nesse momento, a história da doença atual e seu curso clínico são de extrema importância para realizar o diagnóstico diferencial entre ulceração aftosa recorrente do tipo herpetiforme e herpes. O diagnóstico é clínico, sempre baseado na coleta de informações anamnéticas e nas variáveis morfológicas e evolutivas do quadro clínico. A biópsia só deverá ser executada em quadros atípicos, para afastar outros diagnósticos diferenciais.

TRATAMENTO: O tratamento das UARs é feito com triancinolona em orabase (Omcilon em orabase®). Passar no local de 2 a 3 vezes ao dia, após as principais refeições, e uma vez antes de deitar.

GENGIVOESTOMATITE HERPÉTICA PRIMÁRIA (GEHA)

O quadro clínico da gengivoestomatite herpética primária (GEHA) caracteriza-se por um início repentino de febre, mal-estar e perda de apetite por 2 a 4 dias, com presença de gengivite generalizada, úlceras e linfadenopatia dolorosa das cadeias cervicais. As lesões consistem em vesículas que se rompem causando úlceras dolorosas. A evolução clínica da doença com remissão do quadro ocorre entre 10 e 14 dias (Fig. 3.15).

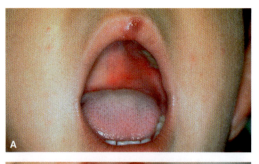
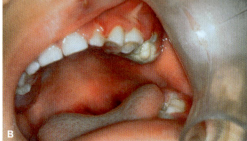

Figura 3.15 – (A) GEHA em lábio superior (extraoral). (B) GEHA em lábio superior e fundo de sulco.

A GEHA acomete principalmente crianças. Somente uma pequena parcela dos indivíduos infectados apresentará as manifestações clínicas da doença.

O herpes primário requer como cuidado local uma boa higienização da boca, com auxílio de uma gaze embebida em água oxigenada 10 vol. por toda a extensão da lesão. Orientações de cuidados sistêmicos, como boa alimentação e hidratação, são importantes. A conduta terapêutica envolve alívio dos sintomas com analgésicos e antitérmicos.

Aciclovir sistêmico é de pouca importância no tratamento da GEHA, a menos que seja administrado nos primeiros dias da doença. O aciclovir é benéfico na limitação da gravidade e das complicações de herpes primário em pacientes imunocomprometidos.

HERPES SIMPLES RECORRENTE

É uma infecção secundária causada pelo vírus herpes-simples tipo 1 ou 2. A maioria das infecções do tipo 1 afeta a região bucofacial, e o tipo 2 afeta os órgãos genitais. Episódios recorrentes de ativação do herpes simples bucal podem ocorrer em qualquer faixa etária. O formigamento ou desconforto é um sinal prodrômico e geralmente se localiza na área da eventual formação da lesão. Únicas ou múltiplas vesículas, com até 3 mm de diâmetro cada, formam um agrupamento localizado no vermelhão do lábio, na epiderme peribucal, na gengiva e na mucosa palatina (Fig. 3.16).

As vesículas são frágeis e em geral não duram mais que poucas horas antes de se romperem para formar úlceras múltiplas que normalmente se coalescem. A cicatrização costuma completar-se em 2 semanas.

A conduta em muitos casos é de suporte. Alguns pacientes relatam melhora na redução dos sintomas e encurtamento no tempo de cicatrização com a aplicação tópica de aciclovir, mas este só é eficaz se aplicado imediatamente no início dos sintomas prodrômicos. O uso profilático de aciclovir sistêmico pode ser eficiente em reduzir o número de episódios de recorrência nos pacientes imunocomprometidos, mas raramente é indicado em pacientes saudáveis.

> **ATENÇÃO**
>
> O herpes simples recorrente pode ser desencadeado por uma variedade de fatores exógenos ou endógenos, como trauma físico, exposição excessiva ao sol, doença sistêmica ou estresse emocional.

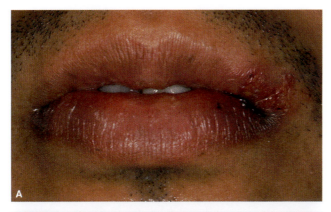

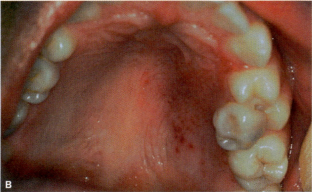

Figura 3.16 – *(A) Vesículas localizadas na comissura labial de herpes recorrente.*
(B) Múltiplas úlceras localizadas no palato duro.

QUEIMADURA QUÍMICA

As queimaduras na mucosa bucal por agentes químicos corrosivos são incomuns, mas têm maior frequência nas situações de urgência odontológica. A etiologia está ligada à ideia de que determinadas substâncias, aplicadas localmente sobre lesões de cárie e sua periferia, ou mesmo sobre algum outro tipo de lesão preexistente, possam aliviar a dor presente nesses processos.

Em geral o paciente, em sua anamnese, admite ter colocado alguma substância no dente. As queimaduras bucais causadas por aspirina ou lesões iatrogênicas geralmente não representam um problema de diagnóstico. A delicada aparência membranosa da queimadura química não pode ser confundida com as lesões de candidose pseudomembranosa. A resolução da lesão ocorre em até 2 semanas (Fig. 3.17).

O paciente deve ser orientado a não usar esse tipo de medicamento para alívio da dor, pois medicamentos devem ser utilizados conforme sua posologia e via de administração. Também é importante a manutenção da higiene bucal, com orientação profissional. A terapêutica consiste em alívio dos sintomas com analgésicos.

ATENÇÃO

As queimaduras também podem decorrer do uso de produtos químicos, como o líquido da resina acrílica, que pode entrar em contato com a mucosa bucal durante a confecção de um provisório, ou da ingestão de alimentos muito quentes.

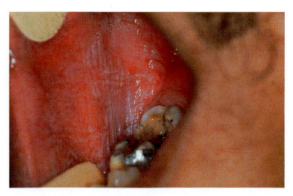

Figura 3.17 – Queimadura química na mucosa jugal.

CANDIDOSE BUCAL

É causada pelo fungo *Candida* spp., que, por um desequilíbrio na microbiota bucal, prolifera-se e causa a doença.
Pode se apresentar, na maioria dos casos, como uma lesão branca ou vermelha. Os fatores que podem levar ao aparecimento da candidose bucal são o uso de próteses em combinação com má higiene e doença sistêmica, como o diabetes e a aids. O paciente, às vezes, refere incômodo e pequeno ardor.

O dentista deve estar alerta para a possibilidade de candidose bucal secundária a um tratamento de outras condições. O exemplo mais comum é a terapêutica com antibióticos para controlar infecções bacterianas, que altera ou suprime a microbiota normal, permitindo o crescimento oportuno de microrganismos fúngicos (Fig. 3.18).

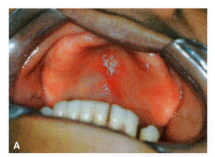
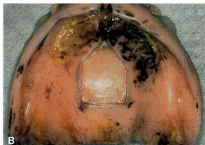
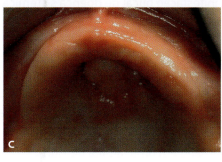

Figura 3.18 – (A) Candidose bucal em área chapeável. (B) Prótese total superior. (C) Palato duro apresentando candidose e hiperplasia fibrosa inflamatória decorrentes da presença de câmara de vácuo relacionada à prótese da imagem B.

A candidose bucal também pode decorrer da terapia tópica com corticosteroide para controlar as condições bucais ulcerativas, assim como do uso contínuo de aerossóis (bombinhas) para tratamento de asma e bronquite sem higienização adequada pós-uso.

Em pacientes usuários de prótese, a conduta consiste em orientar o paciente sobre a importância e a forma correta de higienizar a prótese e a cavidade bucal. É conveniente que o paciente retire a prótese total no período noturno para que esta fique imersa em solução de água sanitária a 2% (uma colher de sopa) em um copo de água filtrada; no caso de prótese parcial removível, deve-se deixá-la submersa em 1 colher de café de bicarbonato de sódio diluída em um copo de água filtrada.

A terapêutica medicamentosa de primeira escolha é local, e estão indicados:

- Micostatin suspensão oral – com 100.000 UI de nistatina/mL – bochechar uma colher de sopa, após a higienização local, 3 vezes ao dia por 15 dias, e reavaliar
- Nitrato de miconazol gel oral – bisnaga com 40 g – passar na área chapeável da prótese e em toda extensão da lesão 3 vezes ao dia por 15 dias, e reavaliar

Em caso de ser necessária a administração sistêmica, pode-se fazer uso de:

- Nistatina suspensão oral 100.000 UI – bochechar uma colher de sopa 3 vezes ao dia e engolir, por 15 dias, e reavaliar
- Cetoconazol comprimido de 200 mg, 1 comprimido ao dia por 7 a 14 dias

LEMBRETE

Para pacientes diabéticos, deve-se evitar o uso de soluções antifúngicas que contenham açúcar.

MÉTODOS DIAGNÓSTICOS

Para confirmar determinadas lesões, às vezes é necessário o auxílio de recursos diagnósticos, como a biópsia ou a citologia esfoliativa.

A biópsia é um procedimento que consiste na remoção de um fragmento de tecido de um ser vivo para análise das alterações presentes. Pode ser incisional, quando se retira apenas um fragmento da lesão a ser examinada, e está indicada em casos de suspeita de malignidade, manifestação bucal de doença sistêmica ou lesões extensas na mucosa bucal. Na biópsia excisional, todo o tecido a ser examinado é removido; sua indicação é para casos de lesões de pequena extensão, sem suspeita de malignidade.

É importante ter em mente e lembrar ao paciente que o termo "biópsia" não deve estar vinculado a uma suspeita de malignidade.

A citologia esfoliativa é a coleta e exame de células raspadas da superfície de uma lesão suspeita com uma espátula ou *cytobrush*. O raspado é espalhado em uma lâmina de vidro.

A avaliação de lesões bucais com evidência de malignidade por meio da citologia esfoliativa é considerada pouco confiável. Trata-se de um método eficiente, no entanto, para demonstrar candidose bucal e algumas lesões virais.

O material coletado pela técnica de biópsia deverá ser acondicionado em um frasco contendo formol a 10%, enquanto o material da citologia esfoliativa deverá ser fixado em uma solução de álcool-éter a 70% ou em um fixador específico em *spray*. A seguir, deverão ser enviadas, junto com os dados do paciente, a história e a descrição clínica da lesão a um laboratório de referência para análise anatomopatológica.

TRAUMATISMO DENTAL

Os traumatismos dentoalveolares causados por acidentes domésticos, esportivos, de trabalho ou de trânsito, bem como por brincadeiras, atos de violência ou outros não especificados são comuns em nossos dias. Podem envolver dentes, porção alveolar e tecidos moles adjacentes. O tipo de dano e as estruturas atingidas orientam o tratamento, com ou sem uso de contenção. O tempo de imobilização é diretamente proporcional ao da cicatrização das estruturas lesadas.

Os traumas em dentes decíduos são comuns na primeira infância e podem resultar em danos funcionais e estéticos, além de afetar a situação emocional e psicológica da criança e dos pais. Essas ocorrências são responsáveis por grande número de atendimentos nos serviços de urgência, porém as condutas clínicas no traumatismo da dentição decídua e da dentição permanente apresentam diferenças. Na dentição decídua, o ápice radicular do dente decíduo está próximo do germe do dente permanente; por exemplo, um trauma intrusivo de decíduo pode resultar em defeitos na formação, posicionamento e erupção do dente permanente a ele relacionado.

O **atendimento de urgência imediato** nos traumatismos dentários garante melhor prognóstico, evitando necrose pulpar ou perda precoce do dente. O exame clínico e radiográfico detalhado é importante como documentação e controle do prognóstico, principalmente quando houver reposicionamento de dentes e contenção. Antibioticoterapia só é necessária se houver intervenções cirúrgicas e/ou outras complicações.

No atendimento a um caso de trauma dentário, deve-se colher o máximo de informações para intervir e ter bom prognóstico. A seguir, são descritas algumas delas.

- Breve história médica do paciente e de traumas anteriores
- Exame extrabucal – visualizar e palpar os tecidos duros e moles da face à procura de corpos estranhos e dilacerações em tecidos moles, que se achadas devem ser suturadas. Palpar os ossos faciais, bem como avaliar se há limitação articular
- Exame intrabucal – visualizar e palpar os tecidos duros e moles intraorais. Em relação aos deslocamentos dentários, devem-se observar a direção e a extensão de luxações. Há suspeita de aspiração do dente? Há mobilidade dentária?
- Exame radiográfico – para determinar a extensão do dano dental e ósseo e servir como efeito comparativo futuro
- Como (teve outros ferimentos), quando (tempo decorrido desde o trauma até a consulta de urgência) e onde (local contaminado) aconteceu o acidente? Verifica-se gravidade clínica (fraturas dentárias e ósseas, etc.), tempo decorrido até o atendimento e se há contaminação e necessidade de vacinação contra tétano
- O paciente perdeu algum dente (avulsionou)? Quanto tempo o dente ficou fora do alvéolo?

Segundo alguns guias para o manejo de lesões traumáticas dentárias,[1-3] esses danos podem ocorrer na polpa dentária e no tecido periodontal e são classificadas em fraturas, luxações e avulsões de dentes permanentes.

> **ATENÇÃO**
>
> Quando o traumatismo for proveniente de acidente grave, com muitas escoriações e suspeita de politraumas, o atendimento primeiramente deve ser hospitalar, com cuidados que possam devolver a integridade física do paciente.

FRATURAS

A conduta odontológica no traumatismo dentário é diferenciada. Por exemplo, nas fraturas em esmalte e dentina (Fig. 3.19), a conduta tem menor complexidade e prognóstico favorável. Já as fraturas coronárias com exposição pulpar (Fig. 3.20), luxação intrusiva, concussão e subluxação são de moderadas gravidade e resolução. A fratura coracoclavicular, alveolar e a avulsão são de maior gravidade e exigem mais ações resolutivas. Quando há envolvimento dentinário, o início do tratamento deve ser realizado dentro de 48 horas.

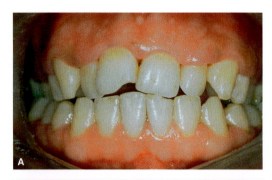

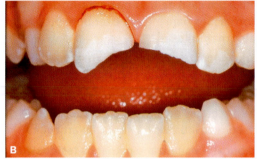

Figura 3.19 – (A) Dente com incisal fraturada. (B) Fratura que envolve esmalte e dentina.

A) FRATURAS DA COROA SEM EXPOSIÇÃO PULPAR [2]

Quando há só fratura de esmalte, é indicado realizar polimento para regularizar a superfície, colocar ionômero de vidro ou restaurar com resina composta. Se existir fragmento intacto, deve-se reidratá-lo e recolocá-lo em posição com resina composta. Se a fratura atingiu a dentina, deve-se realizar proteção pulpar antes da restauração. É importante fazer controle pulpar e radiográfico.

B) FRATURAS DA COROA COM EXPOSIÇÃO PULPAR [2]

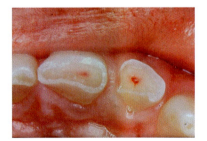

Figura 3.20 – Polpa exposta após fratura dental.

Nos casos de fratura com exposição de tecido pulpar, deve-se analisar se há possibilidade de reabilitar o dente com resina composta. Havendo microexposição pulpar, preserva-se a polpa dentária com o capeamento pulpar direto com Ca(OH)$_2$ PA, ionômero de vidro e/ou resina composta. Em exposições maiores, ou nas quais há mortificação pulpar, indica-se pulpectomia e Ca(OH) como curativo de demora. Deve-se avaliar e trocar mensalmente o curativo.

C) FRATURA DE COROA E RAIZ [2]

Na fratura de coroa e raiz, é importante saber o grau de extensão da fratura (se atingiu o terço cervical, o terço médio ou o terço apical). Essa informação é determinante para estabelecer a reabilitação protética (coroa) ou a exodontia do remanescente.

Quando possível, devem-se reposicionar os fragmentos e contê-los. A endodontia deve ser realizada até a linha de fratura, e o uso de retentor intrarradicular auxiliará a fixação (Tab. 3.1).

TABELA 3.1 – TRATAMENTO DAS FRATURAS DENTÁRIAS

Classificação	Condições clínicas	Condutas
Fratura em esmalte	Perda parcial de esmalte. Há mobilidade?	Colagem de fragmento com adesivo e/ou restauração com resina composta (RC) Contenção quando há mobilidade
Fratura em esmalte e dentina sem exposição pulpar	Perda de esmalte e dentina A fratura atingiu nível gengival? Há mobilidade? Há necessidade de proteção pulpar?	Colagem de fragmento ou restauração com RC Reabilitação protética – endodontia Contenção quando há mobilidade
Fratura em esmalte e dentina com exposição pulpar	Exposição pulpar Extensão da fratura (raio X)	Capeamento pulpar, pulpotomia ou pulpectomia? Ionômero de vidro e/ou RC/reabilitação protética (coroa) Contenção semirrígida Exodontia/exodontia e implante
Fratura de coroa e raiz	Grande perda de estrutura dental Exposição pulpar Extensão da fratura (raio X)	Pulpectomia – reabilitação protética (coroa) Contenção semirrígida Exodontia/exodontia e implante
Fratura da raiz	Mobilidade da coroa A fratura é oblíqua ou horizontal?	Reposicionamento e contenção (4 semanas) com adesivo e/ou restauração com RC Contenção quando há mobilidade Controle radiográfico
Fratura alveolar	Movimentação em bloco do segmento dente-osso Raio X	Contenção semirrígida do segmento

Fonte: Adaptada de Diangelis e colaboradores.[2]

LUXAÇÕES

A luxação compreende danos que envolvem os dentes e os tecidos periodontais, podendo levar a necrose pulpar, reabsorção radicular, obliteração do canal e perda do suporte ósseo marginal (Tab. 3.2).

Na **concussão**, o dente não apresenta mobilidade e é sensível à percussão.

A **subluxação** ocorre quando o dente apresenta pouca mobilidade e sensibilidade, mas sem deslocamento, às vezes com sangramento na margem gengival. Devem-se eliminar as interferências oclusais e recomendar dieta líquida e pastosa por 2 semanas.

Nas **luxações laterais**, os dentes são deslocados em direção vestibular, lingual, mesial ou distal em relação aos adjacentes. Estes devem ser reposicionados e contidos com fio ortodôntico.

TABELA 3.2 – TRATAMENTO DAS LUXAÇÕES DENTÁRIAS

Classificação	Condições clínicas	Condutas
Concussão	Sensibilidade ao toque	Não há necessidade de intervenção Monitoramento da vitalidade pulpar até 1 ano
Subluxação	Pequena mobilidade e sensibilidade	Contenção semirrígida Monitoramento da vitalidade pulpar
Luxação extrusiva	Coroa alongada Sensibilidade radicular	Reposicionamento do dente no alvéolo Contenção Monitoramento da vitalidade pulpar até 1 ano
Luxação lateral	Dente deslocado Fratura de tabua óssea?	Reposicionamento do dente no alvéolo Contenção Monitoramento da vitalidade pulpar até 1 ano
Luxação intrusiva	Dente encurtado Quanto intruiu?	Aguardar reerupção Extrusão ortodôntica/cirúrgica Endodontia – $Ca(OH)_2$

Fonte: Adaptada de Diangelis e colaboradores.[2]

Na **luxação extrusiva**, o dente é deslocado para fora do alvéolo, com grande mobilidade e sangramento do sulco gengival. É indicada a reposição do dente extruído, com contenção semirrígida com fio ortodôntico de 0,3 ou 0,4 mm por 2 a 3 semanas.

Na **luxação intrusiva**, o dente é deslocado no sentido apical no interior do alvéolo. É a forma mais séria de luxação. Apesar de o dente geralmente estar firme no alvéolo, deve-se aguardar sua reerupção espontânea (2 a 4 meses). Se não reerupcionar, deve-se reposicioná-lo com ortodontia ou cirurgia.

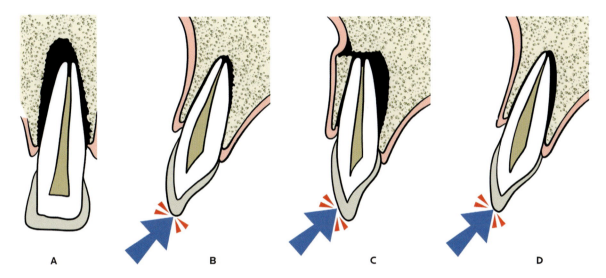

Figura 3.21 – Tipos de luxação.
(A) extrusiva;
(B) intrusiva;
(C) lateral com fratura de tábua óssea; e
(D) lateral.

AVULSÃO – REIMPLANTE [3]

A avulsão ocorre quando um dente é deslocado totalmente para fora do seu alvéolo. O prognóstico depende do estágio do desenvolvimento radicular, do tempo em que o dente ficou fora do alvéolo, do meio onde foi armazenado, da correta manipulação e contenção (Quadro 3.1).

O dente que saiu do alvéolo depois de lavado em água limpa corrente, sem escovação, deve ser **reimplantado imediatamente**. Logo em seguida, já no consultório odontológico, é feita a contenção semirrígida por 3 a 4 semanas. Não sendo possível o reimplante imediato, o dente pode ser armazenado em leite, soro fisiológico ou saliva.

> **ATENÇÃO**
>
> Quanto mais rápido se fizer o atendimento de um caso de avulsão, melhor será o prognóstico.

Nos dentes com formação radicular completa, a polpa deve ser extirpada após uma semana, e o canal deve ser preenchido com $Ca(OH)_2$ para evitar reabsorções. Indica-se a antibioticoterapia por 7 dias. Vacina contra tétano será necessária dependendo do local onde o dente caiu e das condições sistêmicas do paciente.

O controle da dor no pós-operatório de trauma e reimplante segue a prescrição de analgésico e/ou anti-inflamatório para prevenir edema e complicações. Se o dente apresentar pulpite irreversível, realiza-se pulpectomia.

QUADRO 3.1 – CONDUTAS NO TRATAMENTO DAS AVULSÕES DENTÁRIAS

Dente reimplantado imediatamente após avulsão	Limpeza da área; contenção flexível por 3 a 4 semanas; antibioticoterapia; alívio oclusal e dieta pastosa até 48 horas; verificar necessidade da vacina contra o tétano; iniciar endodontia 7 a 10 dias depois do reimplante e medicação intracanal com pasta de $Ca(OH)_2$; controle radiográfico.
Dente armazenado em tempo inferior a 60 minutos	Lavar a superfície radicular com soro fisiológico; examinar e remover o coágulo do alvéolo; reimplantar o dente com suave pressão digital, suturar lacerações gengivais; contenção por 2 semanas; antibioticoterapia; verificar necessidade da vacina contra o tétano; dieta pastosa até 48 horas; endodontia 7 a 10 dias após o reimplante e medicação com pasta de $Ca(OH)_2$; controle clínico e radiográfico.
Tempo extraoral maior que 60 minutos	O prognóstico de longo prazo é reservado. Há possibilidade de necrose do ligamento periodontal, bem como anquilose ou reabsorção radicular. Deve-se fazer limpeza do ligamento periodontal antes do reimplante; imergir o dente em solução de fluoreto de sódio (NaF) a 2% por 20 minutos; lavar com soro fisiológico; preparar o alvéolo para receber o dente por pressão digital; fazer contenção rígida até que se observe anquilose – 4 a 6 semanas. Endodontia antes ou 7-10 dias depois do reimplante; controle clínico e radiográfico.

Fonte: Adaptado de Diangelis e colaboradores.[2]

TRAUMATISMO DENTÁRIO NA DENTIÇÃO DECÍDUA

O traumatismo dentário na dentição decídua (Tab. 3.3), principalmente em crianças pequenas, pode resultar em um atendimento clínico de maior complexidade, tanto pela dificuldade para o profissional quanto para a criança e seus pais (responsáveis). Muitas vezes um simples exame radiográfico pode ser de difícil execução, e o caso das condutas clínicas a serem realizadas é ainda pior. O ideal é que um odontopediatra realize o condicionamento/ atendimento da criança, mas, no caso de urgências, o clínico geral pode fazê-lo.

Para prevenir sequelas e distúrbios de erupção à dentição permanente, deve-se realizar controle clínico e radiográfico (Fig. 3.22) até a formação e erupção dos sucessores permanentes. A periodicidade desse atendimento dependerá da gravidade de cada caso.

No caso das fraturas, dependendo da extensão, do tipo, do estado pulpar, da idade da criança, da condição favorável e do sucesso do atendimento, pode-se optar por manter o remanescente do dente, realizando a pulpectomia e a reabilitação. Contudo, pode haver alguma situação em que a condição não seja favorável; quando a criança é muito pequena, por exemplo, e se alimenta por sucção, não será incomum a remoção dos fragmentos com posterior uso de mantenedor de espaço.

> **ATENÇÃO**
>
> Deve-se conseguir o máximo de informações e colaboração dos responsáveis quanto às condições dentária e física da criança e aos seus hábitos, para possibilitar o bom prognóstico. O tratamento não está finalizado nessa primeira consulta.

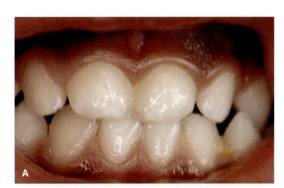

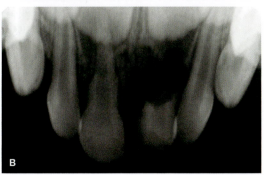

3.22 — (A) Aspecto intrabucal do dente 61 7 meses depois de trauma.
(B) Aspecto radiográfico.

TABELA 3.3 – CLASSIFICAÇÃO, CONDIÇÕES CLÍNICAS E CONDUTA NO TRAUMATISMO DA DENTIÇÃO DECÍDUA

Classificação	Condições clínicas	Condutas
Concussão	Sensibilidade ao toque	**Não há necessidade de intervenção.** • Remover hábitos de sucção (chupeta, mamadeira). • Monitoramento da vitalidade pulpar até 4 meses.
Subluxação	Pequena mobilidade e sensibilidade	**Não há necessidade de intervenção**, mas com mobilidade moderada, deve-se usar contenção semirrígida. • Dieta líquida por 48h, sem sucção alimentar. • Monitoramento da vitalidade pulpar até 4 meses.
Luxação extrusiva	**Coroa alongada** – sensibilidade radicular. • Avaliar o grau de rizólise, a magnitude do deslocamento e a existência de fratura alveolar.	**Reposicionamento do dente no alvéolo; contenção** • Dieta líquida nas primeiras 48h. • Remoção de hábitos de sucção não nutritivos. • Monitoramento da vitalidade pulpar até 1 ano
Luxação lateral	**Deslocamento do dente** • Determinar a posição do dente decíduo em relação ao germe do permanente – simetria com o dente homólogo. • Observar o grau de rizólise, se há fratura de tabua óssea e interferência oclusal.	**Reposicionamento do dente no alvéolo,** **Contenção** • Dieta líquida por 48h, sem sucção alimentar. • Monitoramento da vitalidade pulpar até 4 meses.
Luxação intrusiva	**Dente encurtado** • Quanto intruiu? • Imagem encurtada do dente em relação ao homólogo: proximidade deste com o dente sucessor	**Aguardar reerupção** • Dieta líquida nas primeiras 48h. • Remoção de hábitos de sucção. *Exodontia do dente decíduo* quando este intrui diretamente para dentro do folículo (permanente) e há fratura da tábua óssea alveolar.
Avulsão	**Ausência do dente** • Avaliar se intruiu e se houve dano permanente.	**Não está recomendado o reposicionamento dentário na dentição decídua**
Fratura dentária	**Extensão da fratura** • Danos aos permanentes • Remanescente pode ser reabilitado	• Exerese de fragmentos / exodontia • Pulpectomia / endodontia • Restauração do dente / ou proteticamente

Fonte: Adaptada de Andreasen e Andreasen.[4]

Referências

Capítulo 1 – Planejamento odontológico integrado

REFERÊNCIAS

1. O'Leary TJ, Drake RB, Naylor JE. The plaque control record. J Periodontol. 1972; 43(1):38.

2. Diangelis AJ, Andreasen JO, Ebeleseder KA, Kenny DJ, Trope M, Sigurdsson A, et al. International Association of Dental Traumatology guidelines for the management of traumatic dental injuries: 1. Fractures and luxations of permanent teeth. Dent Traumatol. 2012;28(1): 2-12.

3. Morea C, Domingues GC, Soares MS. Preparo pré-protético multidisciplinar de paciente adulto com ausências dentárias e doença periodontal severa. In: Dominguez GC, Vigorito JW, Abrão J, Fantini SM, Kanashiro LK, Paiva JB, et al. Ortodontia e ortopedia facial: casos clínicos. Santos: Santos; 2010. p. 511-27.

Capítulo 3 - Urgências em odontologia

REFERÊNCIAS

1. Flores MT, Andersson L, Andreasen JO, Bakland LK, Malmgren B, Barnett F, et al. Guidelines for the management of traumatic dental injuries. I. Fractures and luxations of permanent teeth. Dent Traumatol. 2007;23(2):66-71.

2. Diangelis AJ, Andreasen JO, Ebeleseder KA, Kenny DJ, Trope M, Sigurdsson A, et al. International Association of Dental Traumatology guidelines for the management of traumatic dental injuries: 1. Fractures and luxations of permanent teeth. Dent Traumatol. 2012;28(1): 2-12.

3. Andersson L, Andreasen JO, Day P, Heithersay G, Trope M, Diangelis AJ, et al. International Association of Dental Traumatology guidelines for the management of traumatic dental injuries: 2. Avulsion of permanent teeth. Dent Traumatol. 2012;28(2):88-96.

4. Andreasen JO, Andreasen FM. Texto e atlas colorido de traumatismo dental. 3. ed. Porto Alegre: Artmed; 2000.

Leituras recomendadas

Abrams H, Jasper SJ Jr. Diagnosis and management of acute periodontal problems. In: Falace DA, editor. Emergency dental care: diagnosis and management of urgent dental problems. Baltimore: Williams & Wilkins; 1995. p. 132-48.

Adde CA, Soares MS, Romano MM, Carnaval TG, Sampaio RM, Aldarvis FP, et al. Clinical and surgical evaluation of the indication of postoperative antibiotic prescription in third molar surgery. Oral Surg Oral Med Oral Pathol Oral Radiol Endod. 2012:1079-2104.

Agência Nacional de Vigilância Sanitária. Bulário Eletrônico [Internet]. Brasília: ANVISA; c2008 [capturado em 16 nov. 2012]. Disponível em: http://www.anvisa.gov.br/bularioeletronico/default.asp.

Alvares S, Alvares S. Emergências em Endodontia. São Paulo: Santos; 1994.

American Dental Association. Guidelines for the use of sedation and general anesthesia by dentists: as adopted by the october 2007 ADA House of Delegates. *Chicago: ADA; 2007.*

Armonia PL, Tortamano N. Como prescrever em odontologia. 6. ed. São Paulo: Santos; 2004.

Bowe DC, Rogers S, Stassen LF. The management of dry socket/alveolar osteitis. J Ir Dent Assoc. 2011-2012;57(6):305-10.

Brunton LL, Lazo JS, Parker KL, organizadores. Goodman e Gilman: as bases farmacológicas da terapêutica. 11. ed. Porto Alegre: AMGH; 2010.

Coleman GCM, Nelson JF. Princípios de diagnóstico bucal. Rio de Janeiro: Guanabara Koogan; 1996.

Faculdade de Odontologia da Universidade de São Paulo; Centro de Atendimento Dentística-Endodontia Traumatismo Dental; Centro de Estudos Endodônticos João Augusto Fleury Varella. Protocolo de atendimento [de] dentes traumatizados [Internet]. São Paulo: CADE Trauma; [20--] [capturado em 22 maio 2012]. Disponível em: http://www.fo.usp.br/wp-content/uploads/Manualtrauma.pdf.

Falace DA, editor. Emergency dental care: diagnosis and management of urgent dental problems. Baltimore: Williams & Wilkins; 1995.

Faraco FN, Armonia PL, Simone JL, Tortamano N. Assessment of cardiovascular parameters during dental procedures under the effect of benzodiazepines: a double blind study. Braz Dent J. 2003;14(3):215-9.

Fernandes KPS, Puertas K V, Wanderley MT, Guedes CC, Bussadori SK. Traumatismo dentoalveolar: passo a passo. Permanentes e decíduos. São Paulo: Santos; 2009.

Fletcher MC, Spera JF. Management of acute postoperative pain after oral surgery. Dent Clin North Am. 2012;56(1):95-111, viii.

Hermesch CB, Hilton TJ, Biesbrock AR, Baker RA, Cain-Hamlin J, McClanaham SF, et al. Perioperative use of 0.12% chlorhexidine gluconate for the prevention of alveolar osteitis: Efficacy and risk factor analysis. Oral Surg Oral Med Oral Pathol Oral Radiol Endod. 1998;85(4):381-7.

Kamoh A, Swantek J. Hemostasis in oral surgery. Dent Clin North Am. 2012;56(1):17-23.

Kanegane K, Penha SS, Borsatti MA, Rocha RG. Ansiedade ao tratamento odontológico em atendimento de urgência. Rev Saúde Pública. 2003;37(6):786-92.

Leonardo MR, Leonardo RT. Endodontia: conceitos biológicos e recursos tecnológicos. São Paulo: Artes Médicas; 2009.

Malamed SF. Knowing your patients. J Am Dent Assoc. 2010;141 Suppl 1:3S-7S.

Malamed SF. Manual de anestesia local. 3. ed. Rio de Janeiro: Guanabara Koogan; 1997.

Malmgreen B, Andreasen JO, Flores MT, Robertson A, DiAngelis AJ, Andersson L, et al. International Association of Dental Traumatology guidelines for the management of traumatic dental injuries: 3. Injuries in the primary dentition. Dent Traumatol. 2012;28(3):174-82.

Marcucci G. Fundamentos de Odontologia: estomatologia. Rio de Janeiro: Guanabara Koogan; 2005.

Meechan JG. Local anaesthesia: risks and controversies. Dent Update. 2009;36(5):278-80, 282-3.

Ogle EO, Hertz MB. Anxiety control in the dental patient. Dent Clin North Am. 2012;56(1):1-16, vii.

Ogle OE, Swantek J, Kamoh A. Hemostatic agents. Dent Clin North Am. 2011;55(3):433-9, vii.

Patel PV, Kumar GS, Patel A. Periodontal abscess: a review. J Clin Diagn Res. 2011;5(2): 404-9.

Peixoto IF, Borsatti MA, Faraco FN, Tortamano N. Hemorragias dentoalveolares: prevenção e controle. Rev ABO Nac. 1993;1(2):92-7.

Rocha RG, Borsatti MA, Araujo MAR, Tênis CA. Ansiedade e medo no tratamento odontológico: como controlá-los? In: Dotto CA, Antoniazzi JH, coordenadores. Opinion makers: terapêutica medicamentosa. São Paulo: VM Comunicações; 2002. p. 84-99.

Romano MM, Soares MS, Pastore CA, Tornelli MJ, Guaré RO, Adde CA. A study of effectiveness of midazolam sedation for prevention of myocardial arrhythmias in endosseous implant placement. Clin Oral Implants Res. 2012;23(4):489-95.

Tortamano IP, Costa CG, Moraes LJ, Borsatti MA, Rocha RG, Tortamano N. As urgências odontológicas e o tratamento clínico e medicamentoso integrado. J Bras Clin Odontol Integr 2004;8(43):78-85.

Tortamano IP, Siviero M, Costa CG, Buscariolo IA, Armonia PL. A comparison of the anesthetic efficacy of articaine and lidocaine in patients with irreversible pulpitis. J Endod. 2009;35(2):165-8.

Wannmacher L, Ferreira MBC. Farmacologia clínica para dentistas. 3. ed. Rio de Janeiro: Guanabara Koogan; 2007.

Weiss A, Dym H. Review of antibiotics and indications for prophylaxis. Dent Clin North Am. 2012;56(1):235-44, x.

Yagiela JA, Dowd FJ, Johnson B, Mariotti A. Farmacologia e terapêutica para dentistas. 6. ed. São Paulo: Elsevier; 2011.

Sites recomendados

Biblioteca.unifesp.br [Internet]. São Paulo: Unifesp; c2008 [capturado em 22 maio 2012]. Disponível em: http://www.biblioteca.unifesp.br/.

Bulas.med.br [Internet]. [S.l.]: Centralx; c2012 [capturado em 22 maio 2012]. Disponível em: http://www.bulas.med.br/.

Consultaremedios.com.br [Internet]. [S.l.]: CR; c2000-12 [capturado em 22 maio 2012]. Disponível em: http://consultaremedios.com.br/.

Dentaltraumaguide.org [Internet]. Copenhagen: University Hospital of Copenhagen; c2010 [capturado em 19 mar. 2013]. Disponível em: http://www.dentaltraumaguide.org/.

Dicionário de Especialidades Farmacêuticas: DEF 2011-2012 [Internet]. 40. ed. Rio de Janeiro: EPUC; 2011 [capturado em 29 maio 2012]. Disponível em: http://www.def.com.br/.

Destaques da Odontologia Nacional

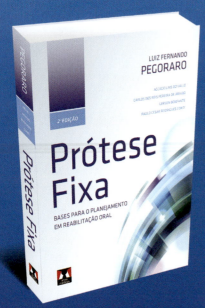

Prótese Fixa – 2.ed.
Bases para o Planejamento em Reabilitação Oral
Luiz Fernando Pegoraro e Cols.
21x28 cm | 488 p.

Nova edição, com casos clínicos ainda mais complexos e elucidativos, esta obra é a referência perfeita para o currículo de graduação e cursos de especialização e para a prática do cirurgião-dentista preocupado com seu constante aprimoramento profissional.

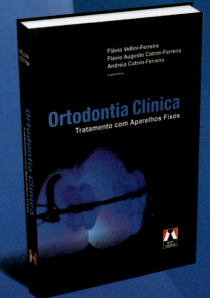

Ortodontia Clínica
Tratamento com Aparelhos Fixos
Flávio Vellini-Ferreira, Flávio Augusto Cotrim-Ferreira & Andréia Cotrim-Ferreira (Orgs.)
21x28 cm | 664 p.

Oferece um roteiro completo e seguro às atividades de cirurgiões-dentistas e alunos de graduação e pós-graduação em ortodontia, compreendendo as fases que vão da recepção do paciente à finalização do tratamento.

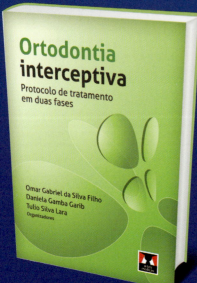

Ortodontia Interceptiva
Protocolo de Tratamento em Duas Fases
Omar Gabriel da Silva Filho, Daniela Gamba Garib & Tulio Silva Lara (Orgs.)
21x28 cm | 576 p.

Esta obra se destaca por abordar a teoria e a prática do tratamento ortodôntico em duas fases, com diversos protocolos amplamente estudados e experimentados.

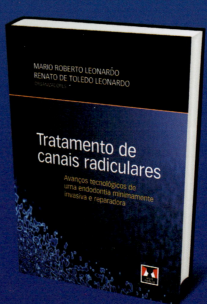

Tratamento de Canais Radiculares
Avanços Tecnológicos de uma Endodontia Minimamente Invasiva e Reparadora
Mário Roberto Leonardo & Renato de Toledo Leonardo (Orgs.)
21x28 cm | 472 p.

Apresenta os fundamentos da instrumentação manual, os diferentes (e mais novos) sistemas de instrumentação não convencional de canais radiculares, bem como os medicamentos, os materiais e as técnicas obturadoras disponíveis para a prática da endodontia.

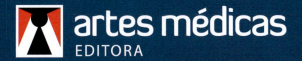
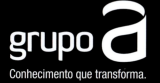

www.grupoa.com.br
0800 703 3444
www.twitter.com/grupoaeducacao
www.twitter.com/artmededitora

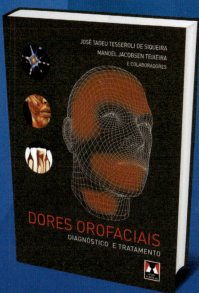

Dores Orofaciais
Diagnóstico e Tratamento
José Tadeu Tesseroli de Siqueira,
Manoel Jacobsen Teixeira & Cols.
21x28 cm | 816 p.

A obra mais completa na área de dor orofacial já publicada no Brasil. Contempla as necessidades tanto da prática médica quanto odontológica, propondo que a dor orofacial seja tratada de forma multidisciplinar.

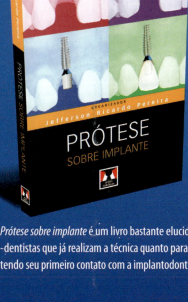

Prótese sobre Implante
Jefferson Ricardo Pereira (Org.)
17,5x25 cm | 304 p.

Prótese sobre implante é um livro bastante elucidativo tanto para cirurgiões-dentistas que já realizam a técnica quanto para recém-formados que estão tendo seu primeiro contato com a implantodontia.

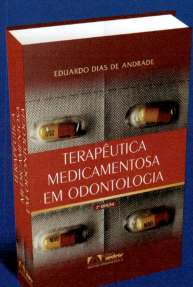

Terapêutica Medicamentosa em Odontologia – 2.ed.
Eduardo Dias de Andrade
18x26cm | 204 p.

Apresenta protocolos farmacológicos para cada situação clínica de acordo com cada especialidade odontológica, facilitando a busca de informações.

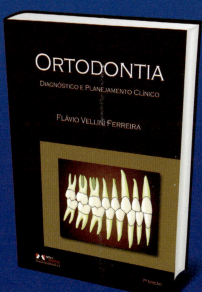

Ortodontia – 7.ed.
Diagnóstico e Planejamento Clínico
Flávio Vellini-Ferreira
21x28 cm | 576 p.

Esta obra reúne as principais informações sobre diagnóstico e planejamento clínico em ortodontia, contando com a ampla experiência do autor na seleção dos casos abordados.